Séverine Debiais
Isabelle Bonnaud

Prise en charge en urgence de l'Accident Vasculaire Cérébral

Séverine Debiais
Isabelle Bonnaud

Prise en charge en urgence de l'Accident Vasculaire Cérébral

Evaluation de la création d'une filière neuro-vasculaire

Presses Académiques Francophones

Impressum / Mentions légales
Bibliografische Information der Deutschen Nationalbibliothek: Die Deutsche Nationalbibliothek verzeichnet diese Publikation in der Deutschen Nationalbibliografie; detaillierte bibliografische Daten sind im Internet über http://dnb.d-nb.de abrufbar.
Alle in diesem Buch genannten Marken und Produktnamen unterliegen warenzeichen-, marken- oder patentrechtlichem Schutz bzw. sind Warenzeichen oder eingetragene Warenzeichen der jeweiligen Inhaber. Die Wiedergabe von Marken, Produktnamen, Gebrauchsnamen, Handelsnamen, Warenbezeichnungen u.s.w. in diesem Werk berechtigt auch ohne besondere Kennzeichnung nicht zu der Annahme, dass solche Namen im Sinne der Warenzeichen- und Markenschutzgesetzgebung als frei zu betrachten wären und daher von jedermann benutzt werden dürften.

Information bibliographique publiée par la Deutsche Nationalbibliothek: La Deutsche Nationalbibliothek inscrit cette publication à la Deutsche Nationalbibliografie; des données bibliographiques détaillées sont disponibles sur internet à l'adresse http://dnb.d-nb.de.
Toutes marques et noms de produits mentionnés dans ce livre demeurent sous la protection des marques, des marques déposées et des brevets, et sont des marques ou des marques déposées de leurs détenteurs respectifs. L'utilisation des marques, noms de produits, noms communs, noms commerciaux, descriptions de produits, etc, même sans qu'ils soient mentionnés de façon particulière dans ce livre ne signifie en aucune façon que ces noms peuvent être utilisés sans restriction à l'égard de la législation pour la protection des marques et des marques déposées et pourraient donc être utilisés par quiconque.

Coverbild / Photo de couverture: www.ingimage.com

Verlag / Editeur:
Presses Académiques Francophones
ist ein Imprint der / est une marque déposée de
OmniScriptum GmbH & Co. KG
Heinrich-Böcking-Str. 6-8, 66121 Saarbrücken, Deutschland / Allemagne
Email: info@presses-academiques.com

Herstellung: siehe letzte Seite /
Impression: voir la dernière page
ISBN: 978-3-8381-4645-4

Zugl. / Agréé par: Tours, Université François Rabelais de Tours, 2006

Copyright / Droit d'auteur © 2014 OmniScriptum GmbH & Co. KG
Alle Rechte vorbehalten. / Tous droits réservés. Saarbrücken 2014

Table des Matières

Table des figures et tableaux... 3

Abréviations... 4

I-Problématique et cadre de l'étude.. 5
    1-L'AVC : un enjeu majeur de santé publique.. 5
    2-L'AVC : une urgence médicale. Les traitements validés........................... 6
    3-Situations nationale, régionale, et locale.. 7
    4-Cadre de l'étude.. 10

II-Objectifs de l'étude... 11

III-Population et méthode.. 12
    1-Critères d'inclusion... 12
    2-Données recueillies... 12
        2.1-Données recueillies pour tous les patients...................................... 12
        2.2-Données recueillies pour les patients thrombolysés........................ 13
        2.3-Recueil des données en 2002.. 14
    3-Analyse statistique.. 15

IV-Résultats... 16
    1- Analyse descriptive : patients admis dans la filière neuro-vasculaire........ 16
        1.1- Caractéristiques de la population... 16
        1.2- Délais d'admission et modes d'acheminement.............................. 16
        1.3- Facteurs influençant le délai d'admission..................................... 18
        1.4- Scores cliniques et évaluation de la gravité à l'admission.............. 19
        1.5- Imagerie cérébrale... 19
        1.6- Orientation des patients après la phase aiguë................................ 19
        1.7- Diagnostics vasculaires et autres diagnostics................................ 19
        1.8- DMS, mortalité intra-hospitalière et devenir................................. 20

1.9- Facteurs associés au décès.. 22
2- Patients thrombolysés et causes de non thrombolyse.................................... 22
   2.1- Caractéristiques démographiques... 22
   2.2- Données de prise en charge... 22
   2.3- Classification et étiologie... 23
   2.4- Evolution clinique.. 23
   2.5- Causes de non thrombolyse (patients admis les 3 premières heures)......... 24
3- Comparaison avant/après création de la filière... 24
   3.1-Principales caractéristiques démographiques et cliniques.......................... 24
   3.2- Prise en charge... 24
   3.3- Devenir... 26
   3.4- Résultats de l'analyse en régression multivariée..................................... 27

V-Discussion... 29

VI-Conclusion.. 50

-Références bibliographiques... 52

-Annexes... 60

Table des figures et tableaux

Tableaux

-**Tableau 1** : Etiologies non vasculaires 21
-**Tableau 2**: Facteurs associés au décès...23
-**Tableau 3** : Comparaison avant /après. Caractéristiques des deux populations 26
-**Tableau 4** : Comparaison entre les prises en charge (Urgences 2002/Filière 203-2004)......27
-**Tableau 5** : Comparaison Avant/Après. Devenir des patients.................................... 28
-**Tableau 6** : Thrombolyse intraveineuse: comparaison Tours/Métaanalyse 2004 38
-**Tableau 7** : Echelle de 3 items, d'après Singer et al (2005)..77
-**Tableau 8** : Méta-analyse prise en charge en Unité Neuro-vasculaire versus prise
   en charge conventionnelle 73
- **Tableau 9** : Traitements de l'AVC en phase aiguë (Méta-analyse 2004) 77

Figures

- **Figure 1** : Age des patients admis dans la filière, par décade 17
- **Figure 2** : Horaires d'admission des patients 18
- **Figure 3** : Délais d'admission 18
- **Figure 4** : Mode d'acheminement des patients admis dans la filière 19
- **Figure 5**: Classification TOAST patients thrombolysés .... .24
- **Figure 6** : Echelle de Rankin.. 68
- **Figure 7** : Index de Barthel..68
- **Figure 8** : Rappel des classes de preuves et grades de recommandations..................... 79
- **Figure 9** : Recommandations pour les UNV.. 80
- **Figure 10** : La pénombre ischémique.. 83
- **Figure 11** : Thrombolyse IV : bonne évolution à 3 mois (Rankin 0 ou 1), en fonction du
   délai d'administration du traitement… 84

Liste des Abréviations

ACFA	Arythmie cardiaque par fibrillation auriculaire
AIC	Accident Ischémique constitué
AIT	Accident Ischémique transitoire
ARH	Agence régionale de l'hospitalisation
AVC	Accident Vasculaire cérébral
DVC	Doppler des vaisseaux du cou
ECG	Electrocardiogramme
ETO	Echographie cardiaque transoesophagienne
ETT	Echographie cardiaque transthoracique
FRCV	Facteur de risque cardio-vasculaire
HTA	Hypertension artérielle
IRM	Imagerie par résonance magnétique
LACI	Lacunar Anterior Circulation Infarction
NIHSS	National Institute of Health Stroke Score
NINDS	National Institute of Neurological Disorders and Stroke
OR	Odds ratio
PACI	Partial Anterior Circulation Infarction
RR	Risque relatif
SAMU	Service d'Aide Médicalisée d'Urgence
SFNV	Société française neurovasculaire
SSR	Soins de suite et rééducation
TACI	Total Anterior Circulation Infarction
TC	Transcrânien
TDM	Tomodensitométrie
UNV	Unité neuro-vasculaire
UUNV	Unité d'urgences neurovasculaires

I-PROBLEMATIQUE ET CADRE DE L'ETUDE

1-L'AVC : un enjeu majeur de santé publique

L'accident vasculaire cérébral (AVC) est défini par un déficit neurologique focal à début rapide ou brutal, durant plus de 24 heures et d'origine vasculaire présumée (définition de l'OMS; Warlow et al, 2003). La sémiologie, la physiopathologie, les facteurs de risque, et la classification des AVC sont maintenant bien connus : ils sont rapportés dans l'Annexe 1. Les principales échelles cliniques standardisées permettant l'évaluation neurologique dans la pathologie neuro-vasculaire sont détaillées dans l'Annexe 2.

Troisième cause de mortalité, après l'infarctus du myocarde et le cancer, 1ère cause de handicap acquis de l'adulte (Bonita, 1997), facteur de risque de démence (1/3 de troubles cognitifs à 5 ans ; Ott et al, 1997), l' AVC est actuellement reconnu comme un problème majeur de santé publique, par sa fréquence et sa gravité. On estime à 120 000 à 150 000 les nouveaux cas d'AVC survenant chaque année en France, soit 0,2% de la population, et 1 % des sujets de plus de 65 ans (Bonita et al, 1992 ; Woimant et al, 1999). Il s'agit d'une pathologie sévère et invalidante, puisqu'à un an, 20 à 30% des patients ayant un AVC sont décédés, 55% des patients décédés ou dépendants, et 1/3 des survivants sont dépendants (Sacco RL, 1997; Hommel et al, 2002). Seuls 30% de l'ensemble des patients retrouvent leur activité antérieure (Bonita et al, 1997) : le devenir d'une population de patients atteints d'AVC est présenté dans l'Annexe 3. L'incidence des AVC double avec chaque décade après l'age de 55 ans, mais 20% des patients ont moins de 60 ans et 15% exercent une activité professionnelle lorsqu'ils sont atteints (Hankey, 1999).

Sur le plan économique, entre le coût hospitalier et le coût du handicap chronique, la pathologie vasculaire cérébrale est une des plus coûteuses, et représente environ 5% des dépenses de santé (Kaste et al, 1998 ; Spieler et al, 2002). Les patients atteints d'AVC occupent 20% des lits hospitaliers de court séjour (Woimant et al, 2003) et 25% des lits de long séjour (Wade et al, 1993). Le vieillissement de la population devrait entraîner une augmentation de 1,5 % par an des dépenses hospitalières pour les patients atteints d'AVC (Bergman et al, 1995). Toute amélioration des soins (Unité Neuro-Vasculaire, thrombolyse) capable de diminuer le handicap est susceptible de le réduire notablement le coût de l'AVC (Spieler et al, 2002).

2-L'AVC : une urgence médicale. Traitements validés

Ces dernières années ont vu l'apparition de progrès déterminants en matière de prise en charge des AVC, tant sur le versant diagnostique (nouvelles méthodes d'imagerie) que sur le versant thérapeutique avec l'autorisation du traitement thrombolytique à la phase aiguë (rt-PA intra-veineux), et l'amélioration du devenir en terme de handicap et de mortalité par une prise en charge précoce dans des unités spécialisées, géographiquement définies : les Unités Neuro-vasculaires (UNV). Les UNV ont fait la preuve de leur efficacité par rapport à une prise en charge « classique », notamment en utilisant des procédures diagnostiques rapides et standardisées pour prévenir les complications neurologiques et générales, et par une rééducation précoce (Stroke Unit Trialists'Collaboration, 1997). Les données actuelles de la littérature concernant les traitements actuellement validés dans l'ischémie cérébrale, **aspirine, prise en charge en UNV et thrombolyse IV dans les 3 premières heures suivant le début des symptômes** (Hankey et Warlow, 1999) sont détaillées dans l'Annexe 4. A ce jour, le nombre de décès ou dépendances évités pour 1000 patients traités est de : 9 à 12 pour l'aspirine, 50 à 56 pour l'UNV et 140 pour le rt-PA dans les trois premières heures. (Hankey et al, 1999 ; Métananalyse de la Cochrane 2004). Ainsi, pour une population de 66 millions d'habitants comme la population française, et une incidence de 2400 AVC par million d'habitant (Hankey et al, 1999) :

- l'**aspirine**, qui peut être donnée à tous les patients, permettrait d'éviter **1425** décès ou dépendances par an.
- le traitement par **rt-PA**, qui ne peut concerner que des patients sélectionnés, soit au plus 10% des AVC ischémiques, permettrait d'éviter **2217** décès ou dépendances.
- la prise en charge en **UNV**, qui devrait pouvoir accueillir l'ensemble des patients atteints, sans critère de sélection clinique, permettrait d'éviter **7920 décès ou dépendances**, ce qui en fait la mesure la plus efficace dans la prise en charge aiguë de l'AVC.

Pour les AVC hémorragiques, il n'existe pas à ce jour de traitement spécifique, le seul traitement validé étant la prise en charge en UNV, mais de nouvelles thérapeutiques, comme le facteur VII recombinant, sont en cours de développement (cf Annexe 5).

L'AVC apparaît donc désormais comme une urgence médicale, relevant d'une prise en charge et de réseaux de soins spécifiques. Les avancées thérapeutiques (UNV, thrombolyse) nécessitent l'organisation de filières d'urgences neuro-vasculaires, qui permettent un gain de temps dans la prise en charge des patients, un accès aux traitements d'urgence et une approche multidisciplinaire, sur le modèle des USIC (unités de soins intensifs cardiologiques) en cardiologie. La création d'UNV est actuellement reconnue comme une priorité de santé publique (recommandation de grade IA, cf Annexe 4).

3-Situations nationale, régionale et locale

> **Situation nationale.** La prise en charge de l'AVC fait désormais l'objet de multiples recommandations françaises (ANAES) et internationales, et d'une circulaire ministérielle (DHOS/DG/DGAS n°517 du 3 novembre 2003), qui préconise « la création de filières de prise en charge, permettant l'amélioration de la qualité des soins, notamment pendant la phase aiguë, le développement de traitements d'urgence, et un accès précoce des patients à un milieu spécialisé ». De plus, depuis l'AMM européenne accordée en 2003, la thrombolyse intraveineuse par rt-PA est devenue en Europe le traitement de référence à la phase aiguë de l'AVC et la création d'unités neuro-vasculaires apparaît de plus en plus clairement comme une priorité de santé publique. Cependant, la situation reste très inégale selon les pays.

En France, le développement des filières neuro-vasculaires, malgré la volonté affichée des autorités sanitaires, est encore insuffisant et très inférieur à celui de certains autres pays européens. En Autriche, et dans les pays scandinaves, aucun patient n'est à plus de 30 minutes d'une UNV, en Allemagne, il existe 100 UNV et le taux de prise en charge est de 75 à 80%, mais en France, on dénombre 20 UNV de définition hétérogène dont 7 à Paris, et d'après les estimations, moins de 5% des patients sont pris en charge en unité spécialisée (Woimant et al, 2003). L'offre de soins en terme de pathologie neuro-vasculaire reste très hétérogène, et malgré la nécessité d'utiliser largement la thrombolyse, la couverture géographique par les UNV en France est insuffisante. De plus de nombreux hôpitaux ne disposent pas de l'expertise neurologique indispensable à l'administration du traitement thrombolytique.

> **Situation régionale (en 2002) : cf Annexe 6**

La région Centre regroupe 6 départements et représente une population de 2 450 000 habitants (source INSEE). Elle compte 119 établissements de santé (22 services d'urgence ou SU), dont le CHU de Tours, 1 CHR (Orléans), et 6 établissements publics de référence, Il existe à ce jour une seule UNV dans la région, au sein du service de cardiologie du Centre Hospitalier de Dreux. La carte sanitaire de la région comptait, en 2003, 22 599 lits et places, d'après les données de l'Agence Régionale de l'Hospitalisation (la situation géographique des principaux établissements hospitaliers et services d'urgence de la région Centre sont représentés sur les Cartes 1 et 2, dans l' Annexe 6).

Dans une enquête prospective menée pendant 2 mois en 2002 dans les Services d'Urgence (SU) de la région Centre, la prise en charge et le devenir de 598 patients admis pour suspicion d'AVC ou AIT ont été étudiés (Bonnaud et al, 2005). L'âge moyen des patients était de 75±15 ans, le délai médian d'arrivée aux urgences après le début des symptômes était de 4 h et 52 minutes, 237 patients (40%) arrivant dans les 3 heures suivant le début des symptômes, et la régulation du SAMU intervenait dans seulement 27 % des cas. Le délai médian de réalisation du scanner cérébral était de 2 h 30 minutes après l'arrivée. Après passage aux urgences, seulement 211 patients (36%) étaient hospitalisés en Neurologie. Le diagnostic de pathologie vasculaire était confirmé dans 90% des cas (10% de pathologies non vasculaire). La durée moyenne de séjour (DMS) des patients ayant un diagnostic vasculaire était de 11±8 jours. A un mois, 268 patients (63%) avaient regagné leur domicile ou lieu de vie habituel, 118 (28%) étaient transférés en Soins de suite ou rééducation (SSR : services de réadaptation, moyens ou longs séjours), 65 (15%) étaient toujours hospitalisés ou transférés dans un service d'hospitalisation de courte durée. La mortalité intra-hospitalière était d'environ 20% pour les patients ayant un AVC.

Cette étude multicentrique prospective, réalisée en 2002, reflétait les caractéristiques de la prise en charge des patients victimes d'AVC en région Centre, avant la mise en place d'une filière neuro-vasculaire régionale : peu d'interventions du Samu, grand nombre d'interventions du médecin généraliste, ce qui est généralement un facteur retardant la prise en charge ; délai médian d'admission élevé ; faible proportion de patients hospitalisés en neurologie, gravité de la pathologie neuro-vasculaire et lourdeur de la charge hospitalière. Enfin cette étude montrait que de nombreux patients avaient les critères nécessaires pour bénéficier d'un traitement par thrombolyse intraveineuse et qu'il était indispensable de développer l'accès à ce traitement.

> ### Situation locale : prise en charge de l'AVC au CHU de Tours

L'hôpital de Tours dessert une population urbaine d'environ 300 000 habitants, dispose de 1675 lits, et comprend deux établissements pour adultes distants d'une dizaine de kilomètres. Il est amené à prendre en charge des patients atteints d'AVC de l'ensemble la région Centre, (cf carte des principaux établissements hospitaliers et la région et distances inter centres en Annexe), et accueille chaque jour 2 à 3 patients pour suspicion d'AVC. Il dispose d'un accès rapide au scanner cérébral et à l'IRM cérébrale 24h/24 (astreinte hors heures ouvrables) et d'une garde d'un interne de Neurologie, 24 h/24.

Jusqu'en 2003, l'accueil des patients suspects d'AVC s'effectuait aux Urgences sans filière spécifique. Depuis juin 2003, les Urgences de l'hôpital de Tours ont été réorganisées, et l'hôpital Bretonneau, qui comporte les services de Neurologie, Neurochirurgie et Neuroradiologie, ne dispose plus d'un service d'accueil directe des urgences. **Une filière d'accueil directe des patients suspects d'AVC, indépendante du service des Urgences, a été mise en place, avec pour objectif une meilleure prise en charge de l'AVC en phase aiguë, et notamment l'accès facilité à la thrombolyse intraveineuse.** La continuité de soins y est assurée 24 heures sur 24 par un neurologue, contacté en première ligne pour l'admission d'un patient suspect d'AVC. Une information des médecins responsables du SAMU, des pompiers, et des médecins traitants a été préalablement organisée. Des procédures de prise en charge standardisées ont été instaurées. Cette filière neuro-vasculaire comporte:

- une « **unité d'urgences neuro-vasculaires** » **(UUNV)**, de 1 à 2 lits dans le service de Réanimation médicale. Cette unité accueille directement les patients adressés pour déficit neurologique focal aigu (de moins de 48 heures), transférés par SAMU, pompiers ou ambulance privée, fonctionne 24h/24, et permet la surveillance des patients dont la gravité justifie le maintien en soins intensifs, ou ayant bénéficié d'un traitement par thrombolyse (moyens de surveillance techniques préconisés par la SFNV, 1 IDE pour 7 patients). Des protocoles de soins écrits inspirés des recommandations nationales (ANAES) et internationales sont appliqués pour la prise en charge initiale et les soins de ces patients. L'examen neurologique et général des patients est effectué dès leur arrivée. En fonction de l'existence de critères d'indication à une thrombolyse intraveineuse, de la gravité clinique des patients admis, le scanner cérébral peut être effectué directement après brancardage immédiat dans le service de radiologie générale, situé dans le même bâtiment. Les explorations ultrasonores sont immédiatement disponibles aux heures ouvrables. Les patients bénéficiant d'un traitement par thrombolyse intraveineuse sont surveillés dans cette structure pendant 24 heures au minimum. Les patients nécessitant une prise en charge en soins intensifs sont transférés dans le service adéquat en fonction de la nature de leur pathologie. Les autres patients sont adressés dans le service de neurologie, la plupart du temps dans un lit fléché « vasculaire aigu ».

- **quatre lits fléchés** « **vasculaire aigu** » **dans le service de Neurologie** (DMS maximale 48 h), dédiés à l'accueil des patients ayant un AVC récent, déjà médicalisés en réanimation médicale dans l'UUNV, ou, le cas échéant, aux Urgences. Deux de ces lits doivent être quotidiennement disponibles pour l'accueil de nouveaux patients. Ils fonctionnent avec des protocoles de surveillance paramédicaux standardisés (surveillance des paramètres vitaux, prévention des complications générales et neurologiques) mais ne bénéficient ni d'un équipement spécifique ni d'un effectif de personnel renforcé (journée 1 IDE et 3 AS/ 14 lits, nuit 1 IDE et 1 AS pour 28 lits).

A moyen terme, l'objectif de cette **structuration de la prise en charge de l'AVC** est la création d'une **Unité Neuro Vasculaire** de 6 lits, géographiquement définie, au sein du service de Neurologie, fonctionnant avec un personnel paramédical et médical spécifique, assurant 24h/24 l'accueil et la prise en charge des patients présentant une suspicion d'AVC ou d'AIT, répondant à la définition d'une unité de soins intensifs vasculaires préconisée par la SFNV et par la circulaire du 3/11/03 dans les centres hospitaliers de référence, c'est-à-dire les CHU.

4-Cadre de l'étude

Le bénéfice d'une prise en charge spécifique des AVC a été démontré essentiellement dans le cadre d'études multicentriques, et confirmé dans des méta-analyses, souvent en comparaison à des services de médecine générale (une seule étude dans la revue systématique de la « Stroke Unit Trialists' Collaboration » comparait la prise en charge en charge en UNV à celle en service de neurologie classique, et les résultats n'étaient pas significatifs). Les bénéfices démontrés par les méta-analyses ont été souvent confirmés dans les études menées localement aux USA ou en Europe, mais semblent parfois moins importants que prévu.

Par ailleurs, les travaux récents évaluant la prise en charge des patients ayant un AVC en phase aiguë en France sont rares. Ils reflètent souvent une réalité locale difficilement extrapolable : prise en charge dans les services d'urgence de la région Centre (Bonnaud et al, 2005), prise en charge après création d'une Unité Neuro-Vasculaire à Lyon (Derex et al, 2002). Une étude plus générale a été menée par questionnaire un grand nombre de centres français, mais elle reflète des tendances de prise en charge, hétérogènes et variables selon les situations locales, à un jour donné (Woimant et al, 2003).

La réorganisation des moyens et du personnel pour la création d'UNV est coûteuse est nécessite un important changement de mentalités et d'habitudes de soins. Il est capital de démontrer l'intérêt de la création d'une filière de soins spécifiques, qui constitue un investissement important pour les autorités de tutelles, pour une utilité de santé publique qui sera souvent démontrée tardivement. **C'est dans ce cadre que s'inscrivait notre travail, qui se proposait d'évaluer de façon prospective le fonctionnement et l'apport de la création d'une filière neuro-vasculaire au sein de notre CHU.**

II-OBJECTIFS DE L'ETUDE

Au terme des dix huit mois premiers mois de l'existence de la filière d'accueil neuro-vasculaire, étape préalable à la création d'une UNV dans notre établissement, il paraissait donc important d'évaluer le fonctionnement de cette filière et ses apports éventuels. Notre travail est la première **étude française, à notre connaissance, à évaluer prospectivement le fonctionnement d'une filière neuro-vasculaire.** Les objectifs de notre travail étaient :

1) L'étude **descriptive** du fonctionnement de la filière et de la prise en charge thérapeutique spécifique aiguë des AVC :
- En évaluant de façon **prospective** la prise en charge des patients, le fonctionnement de la filière grâce aux principaux critères mesurables objectifs (délais d'admission, durée de séjour, devenir des patients), et les recherchant d'éventuels facteurs influençant ces critères
- En étudiant l'accès à la thrombolyse intraveineuse, en évaluant nos pratiques d'utilisation de ce traitement en terme de sécurité et d'efficacité, et en analysant les motifs de non thrombolyse des patients admis dans les 3 premières heures

2) Une comparaison de **type « avant-après »**, grâce aux données recueillies en 2002 aux Urgences, et ainsi l'évaluation des apports de la nouvelle organisation de soins à l'aide des principaux critères de jugement que sont :
- le délai d'admission des patients
- la durée de séjour hospitalier
- la mortalité intra-hospitalière
- le devenir des patients (retour à domicile, institutionnalisation)

Notre principale hypothèse était que la création d'une telle filière neuro-vasculaire permettait de diminuer les délais d'acheminement, de favoriser l'accès au traitement thrombolytique, et au total d'entraîner une amélioration globale de la prise en charge des patients à la phase aigue de l'AVC, et qu'il était possible de reproduire à une échelle locale l'amélioration des soins prouvée par les essais multicentriques ou au sein de structures hospitalières parfois très différentes de la notre.

III-POPULATION ET METHODE

1. Critères d'inclusion

Pendant 18 mois à partir de sa création (17 juin 2003-17 décembre 2004), tous les patients adressés dans la filière neuro-vasculaire, ont été inclus de façon prospective. Le critère d'admission dans la filière était un déficit neurologique focal brutal compatible avec une pathologie cérébrovasculaire, de moins de 48 heures, sans limite d'âge, ni limite géographique (tous département de la région).

2. Données recueillies

2.1-Données recueillies pour tous les patients

Une fiche de recueil de données standardisée était remplie pour tous les patients dès l'admission, à partir de l'interrogatoire du patient, et si celui ci était impossible ou incomplet, à partir de l'interrogatoire de l'entourage, des témoins, ou du référent médical ayant adressé le patient. Le recueil de données débutait en temps réel, lors de l'arrivée du patient, ce qui permet d'éviter les biais liés au rappel rétrospectif. L'exhaustivité du recueil était assurée par une comparaison systématique, effectuée chaque mois, avec le registre administratif des patients admis en réanimation médicale. Les données étaient recueillies jusqu'à la sortie et le devenir systématiquement noté (cf « Fiche patient », Annexe 7). Les principales données recueillies étaient :

- les principales données démographiques (**âge, sexe**)
- **l'heure de début** des symptômes, définie comme « le moment où le patient a été vu asymptomatique pour la dernière fois ». Elle était précisée grâce à l'interrogatoire du patient et chaque fois que c'était possible grâce à celui des témoins. Quand le déficit était constaté au réveil, la dernière heure à laquelle le patient était vu asymptomatique était considérée comme l'heure de début des symptômes.
- les données de prise en charge initiale : **mode d'acheminement** (précisé parmi différents items : Samu, Pompiers, Ambulance Privée (AP), Véhicule privé ou autre moyen personnel (PM), **délai d'admission** (défini comme le temps compris entre le début de la symptomatologie et l'heure d'admission dans le service de réanimation médicale). L'intervention ou non de la **régulation du Samu** était précisée.

- l'état clinique à l'admission : **score de Glasgow** initial (un score inférieur à 11 témoignant d'une altération de la vigilance, même chez un patient aphasique coté V1) ; présence de **critères de gravité** définis par **3 items** (cf Annexe 2): «absence d'ouverture des yeux », « déviation de la tête et du regard » et « ne soulève pas le membre inférieur atteint », .
- le **délai de réalisation du scanner cérébral** et son interprétation
- la prise en charge thérapeutique en cas de **thrombolyse** (dose, heure de traitement)
- le **motif de non thrombolyse** des patients admis dans les 3 premières heures
- le service d'hospitalisation
- le **diagnostic final** retenu à la sortie du patient, parmi : AIT, AVC ischémique ou hémorragique, diagnostic non vasculaire (diagnostic précis)
- la durée d'hospitalisation **(DMS)**
- la **mortalité intra-hospitalière**
- le **devenir à la sortie** pour les patients ayant un diagnostic vasculaire confirmé : retour à domicile ou transfert en soins de suite et réadaptation (SSR), en précisant le type d'établissement : MPR (médecine physique et de réadaptation), ou Moyen et Long séjour (MS et LS), qui prennent en charge des patients gardant un lourd handicap, et pour lesquels le retour à domicile est plus difficile.

Dans notre étude, nous avons défini **l'institutionnalisation par le transfert en Moyen et Long séjours,** et une **évolution défavorable par l'item** « **décès ou institutionnalisation** ». Une bonne évolution était donc définie par le retour à domicile ou le transfert en MPR

2.2-Données recueillies pour les patients thrombolysés

Le traitement par rt-PA était discuté pour tous les patients dont le délai d'arrivée était inférieur à 3 heures. Les critères d'inclusion et d'exclusion étaient ceux de l'étude princeps du NINDS (1995, cf Annexe 8), et basés sur l'évaluation du score clinique NIHSS (indication entre 8 et 24, en l'absence de contre indication générale, et sur le plan radiologique, de plus de 2 signes précoces d'ischémie sur le scanner). Pour les patients traités par rt-PA, une fiche spéciale (cf « Fiche thrombolyse », Annexe 9) supplémentaire était remplie dès le début du traitement, recueillant :
- la présence de contre indication le cas échéant
- le score NIHSS avant et après le scanner cérébral

- l'heure et les résultats de l'imagerie cérébrale initiale
- les résultats des explorations pré-thérapeutiques : ECG, écho-doppler des vaisseaux de cou et transcrânien, parfois échographie cardiaque
- le délai d'instauration du traitement, la posologie administrée, le recours éventuel à un traitement antihypertenseur,
- l'évaluation clinique à **24 heures** (score NIHSS) : un bon pronostic initial était défini par une diminution d'au moins 4 points sur l'échelle du NIHSS, une amélioration spectaculaire (dramatic recovery) par une récupération complète ou une diminution d'au moins 10 points du score de NIHSS
- l'évaluation scannographique à **24 heures**. Une transformation hémorragique symptomatique étant définie par la présence d'une hémorragie, associée à une aggravation clinique significative (+ 4 points au score NIHSS)
- le type d'AVC en fonction de la classification de l'Oxfordshire
- l'étiologie de l'AVC en fonction de la classification TOAST, qui distingue : « lacune », « athéro-thrombose des gros vaisseaux », « cardio-embolique » ou « autre »
- l'évaluation de l'évolution neurologique et de l'autonomie à **3 mois**, par le score de Rankin et l'index de Barthel. Une bonne évolution à 3 mois (patient indépendant) était défini par un score de Rankin entre 0 et 2 (NINDS, 1995) et une évolution très favorable par un score de Rankin inférieur ou égal à 1.

De plus, pour tous les patients admis moins de 3 heures après le début des symptômes et non thrombolysés, le motif d'abstention thérapeutique était précisé.

2.3-Recueil de données en 2002

La base de données constituée prospectivement en 2002 a concerné tous les patients admis aux urgences de notre établissement pour suspicion d'AVC ou AIT. Chaque patient dont la classification CIM 10 à la sortie des urgences était I 63 (AVC ischémique), G 45 (AIT), I 61 (AVC hémorragique) était inclus dans l'étude, et tous les dossiers étudiés à partir du secrétariat des urgences. Le devenir des patients était colligé jusqu'à la sortie, quel que soit le service d'hospitalisation.

3-Analyse statistique

Les principales critères étudiés étaient : le délai d'admission, le mode d'acheminement, le délai d'imagerie, la proportion d'admission en neurologie et l'accès au traitement thrombolytique. Les principales mesures de devenir analysées étaient la durée de séjour (DMS), la mortalité intra-hospitalière et la mauvaise évolution (définie par le décès ou l'institutionnalisation).

Des statistiques descriptives ont été estimées : moyenne et écarts type, médianes, intervalles inter-quartile pour les données quantitatives, effectifs et pourcentages pour les données qualitatives. Des analyses univariées ont été réalisées au moyen des tests de Chi 2 ou test de Wilcoxon.

Pour comparer les principales données de prise en charge (étude avant/après) des patients admis dans la filière (18 mois) et celles des patients admis aux Urgences (6 mois), des analyses multivariées ont été réalisées : modèle de régression linéaire (pour le délai d'admission et la durée de séjour, après transformation logarithmique) et modèle de régression logistique (pour le devenir et la mortalité). Les principaux facteurs d'ajustement utilisés étaient l'age, le sexe, un score de Glasgow <11, la présence de 3 critères cliniques péjoratifs, et la nature de l'AVC (ischémique ou hémorragique). La différence entre les caractéristiques et le devenir des deux populations était exprimée en pourcentage et en odds ratio avec un intervalle de confiance de 95%. Le niveau de signification choisi était un $p<0,05$. Les analyses ont été réalisées sous SAS 801, en collaboration avec le Centre d'Investigation Clinique (unité Inserm CIC 202).

IV- RESULTATS

1-Analyse descriptive : patients admis dans la filière neuro-vasculaire

1.1- Caractéristiques démographiques de la population

De juin 2003 en décembre 2004, 364 patients (168 femmes et 196 hommes) ont été admis dans la filière neuro-vasculaire pour suspicion d'AVC. Le nombre de patients admis par mois est resté globalement stable depuis la création (de 14 à 28 patients par mois en moyenne). L'âge moyen des patients était de 72 ans +/- 14 ([16-98]; médiane : 73 ans), dont 118 (32%) âgés de plus de 80 ans. L'âge moyen des femmes était supérieur à celui des hommes (73 ans versus 70 ans). La répartition par tranche d'âge (10 ans) est représentée dans la figure 1. L'âge moyen des patients ayant un diagnostic final d'AVC était de 71,9 ans (+/-14 ; médiane : 70 ans), les patients ayant un hématome étant plus jeune en moyenne (69,4 ans versus 72,4 ans ; p= 0,26).

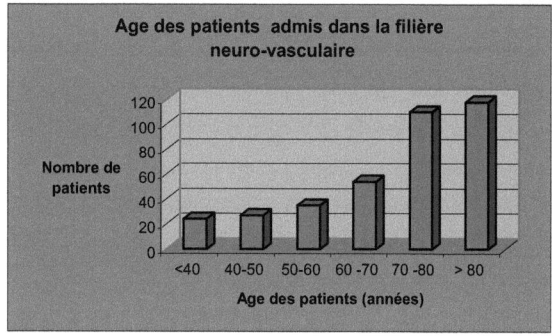

Figure 1 : Age des patients admis dans la filière, par décade

1.2- Délais d'admission et modes d'acheminement
> Délais d'admission

Le délai médian d'arrivée des patients après le début des symptômes était de 172 minutes (2 heures 52 minutes), et le délai moyen de 5 heures 41 minutes (+/- 6h20). Le délai médian des patients ayant un hématome était plus court que celui de des patients ayant un AVC ischémique (2h22 versus 3h30; p=0,01). Quarante six patients (12%) ont été admis à des horaires de nuit (21h30-6h30), et 113 (31%) hors heures ouvrables (de 18h30 à 8h30). La répartition des patients en fonction des horaires de la journée est rapportée dans la figure 2.

Figure 2 : Horaires d'admission des patients

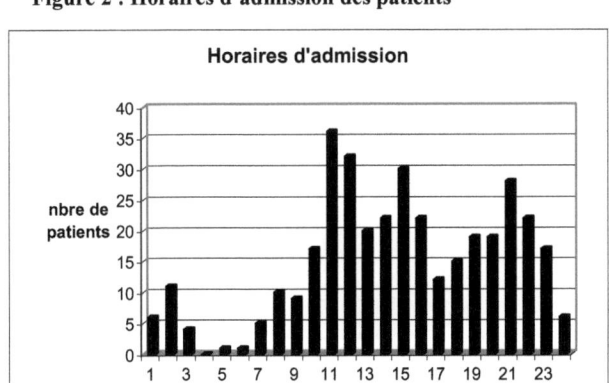

Cent quatre vingt quatorze patients, soit 53,3% de l'ensemble des patients, étaient admis moins de 3 heures après le début des symptômes, et au total 75% des patients dans les 6 premières heures (Figure 3). La moitié des patients ayant un diagnostic d'AVC ischémique confirmé (n=200) ont été admis dans les trois premières heures après le début des symptômes.

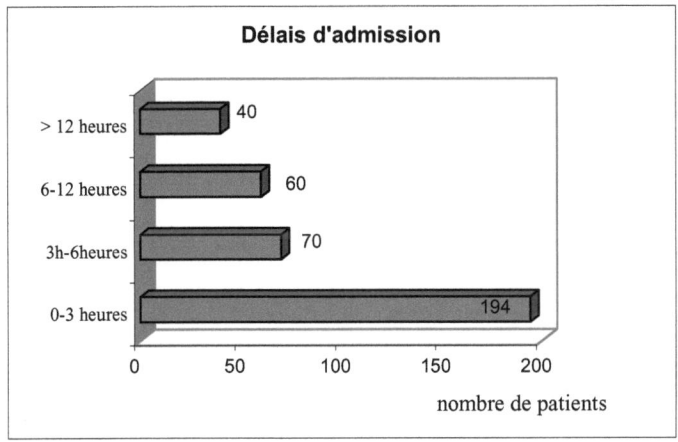

Figure 3 : Délais d'admission

> **Mode d'acheminement**

Pour 191 patients (52%), la régulation du Samu est intervenue (véhicules médicalisés SAMU + pompiers + ambulances privées régulées par le SAMU). Le mode d'acheminement est représenté sur la figure 4.

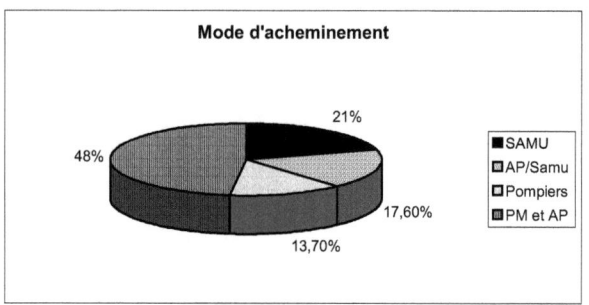

Figure 4 : Mode d'acheminement des patients admis dans la filière
SAMU : véhicule médicalisé du SAMU
AP/SAMU : ambulances privées régulées par le Samu
AP : ambulances privées non régulées par le Samu
PM : propres moyens (véhicule personnel, patient amené par l'entourage...)

1.3- Facteurs influençant le délai d'admission

L'intervention du Samu était associée à un délai d'admission plus court : 2 h 40 pour les patients ayant été régulés, versus 3 h 13 pour les autres modes d'acheminement (p=0,018). Il existait une corrélation positive entre age et délai d'admission, le délai augmentant avec l'age des patients (R=0,11 ; p=0,03). L'arrivée des patients dans les trois premières heures ayant une pertinence clinique (délai d'administration du rt-PA intraveineux), nous avons étudié les facteurs associés à un délai de moins de 3 heures, pour les patients ayant un AVC (analyse univariée) :

- **Régulation Samu.** La proportion de patients admis dans les trois premières heures était significativement plus élevée parmi les patients pour lesquels le Samu était intervenu (53%) que parmi les patients hospitalisés sans intervention du Samu (41%) (p= 0,01).
- **Type de l'AVC (hématome).** Soixante quinze pour cent des AVC hémorragiques arrivaient dans les 3 premières heures, contre 48 % des AVC ischémiques (p= 0,01).
- En revanche, le sexe, l'âge et la sévérité clinique (estimée grâce au score de Glasgow <11 et aux 3 critères cliniques péjoratifs) n'étaient pas associés à un délai d'arrivée < 3 heures.

Au total les deux facteurs significativement associés à un délai d'admission précoce (3 premières heures après le début des symptômes) étaient l'intervention de la régulation du Samu et la nature hémorragique de l'AVC.

1.4- Scores cliniques et évaluation de la gravité à l'admission

Parmi les patients ayant un AVC, des troubles de la vigilance à l'admission (score de Glasgow <11) étaient notés chez 46 patients (19,6%). Les 3 critères de gravité étaient retrouvés chez 25 patients (10,6%). Trente six pour cent des patients ayant un hématome, contre 10,5% de ceux ayant une ischémie (p=0,003) avaient un score de Glasgow <11, et 22 % contre 8% avaient les 3 critères de gravité (p=0,02). Nous étudierons plus loin le caractère prédictif de ces données.

1.5- Imagerie cérébrale

Seuls 11 patients n'ont pas bénéficié d'un scanner cérébral (déjà effectué ou non indiqué), le scanner cérébral a donc été réalisé après admission dans la filière pour 97 % des patients. Le délai médian de réalisation du scanner était de 1 heures 45 minutes (moyenne 3h15 +/- 241 mn). Le scanner cérébral était anormal chez 81 patients (23% des cas), mettant en évidence une ischémie récente dans 37 cas (18% des ischémies), une hémorragie intracérébrale dans 36 cas et une lésion tumorale dans 6 cas.

1.6- Orientation des patients après la phase aiguë (UUNV)

Après admission dans 98,9 % des patients ont été hospitalisés : **311 patients ont été transférés dans un service de neurologie (85,4%)**, 8 ont été transférés dans un autre service de médecine, dont 7 patients ayant une pathologie non cérébro-vasculaire. Quarante et un (dont 5 patients ayant une étiologie non vasculaire) ont été admis dans un service de soins intensifs médical ou neurochirurgical, soit un tiers des patients présentant un hématome, contre 3,5 % des patients atteints d'AVC ischémique (p<0,0001). Les 17 patients thrombolysés ont été surveillés pendant au moins 24 heures en soins intensifs.

1.7- Diagnostics vasculaires et autres diagnostics

Au total, 288 patients étaient hospitalisés pour une pathologie vasculaire cérébrale (AIT ou ischémie ou hématome), soit 79% des patients admis dans la filière. Parmi eux :

- **200 patients (69%) avaient un AVC ischémique** (dont 44 de type lacunaire, selon la classification de l'Oxfordshire)

- **36 patients (12,5%)** avaient un **hématome** intracérébral
- 52 patients (18%) avaient présenté un accident ischémique transitoire (AIT).

Les accidents vasculaires étaient donc de nature ischémique dans 84,7% des cas et de nature hémorragique dans 15,3% des cas.

Pour 76 patients, soient **20,8% des patients admis**, un diagnostic non vasculaire a finalement été retenu (Tableau 1). Le principal diagnostic différentiel était celui de crise épileptique (26 patients). Au total, dans 48 cas (63% des faux positifs), le diagnostic finalement posé était une autre pathologie neurologique.

Tableau 1. Etiologies non vasculaires

Etiologies non vasculaires	Nombre patients (%)
Crise épileptique	**26 (34%)**
Cause Psychogène	10 (14,3%)
Intoxication	9 (12,8%)
Hypoglycémie	4 (5,2%)
Tumeur cérébrale	4 (5,2%)
Paralysie faciale périphérique	4 (5,2%)
Migraine	3 (4,2%)
Autres	16 (24,3%)
Total	76

1.8- DMS, mortalité intra-hospitalière et devenir

Les principales données concernant la durée d'hospitalisation ont été analysées uniquement pour les patients dont le diagnostic vasculaire était retenu (AIT et AVC : N=288 patients), et le devenir uniquement pour patients ayant un AVC avéré (N=236), tous les patients ayant un AIT regagnant leur domicile.

➢ **Durée Moyenne de séjour**

La durée moyenne de séjour était de 10, 5 jours (+/- 9,2 ; médiane : 7 jours) pour l'ensemble des pathologies vasculaires. Elle variait selon le diagnostic et le devenir.

- selon le diagnostic :
- 4,5 jours (+/-3,6 ; médiane : 4 jours) pour les AIT
- 11,8 jours (+/- 10,1 ; durée médiane : 8 jours) pour l'ensemble des AVC
- 11,5 jours pour les AVC ischémiques seuls (médiane : 8 jours)
- 13,5 jours pour les hématomes (durée médiane : 10 jours)
- selon le devenir :
- décès : 7,8 jours (médiane : 4 jours), 5 jours pour les patients ayant un hématome
- retour à domicile : 7 jours (médiane : 6 jours)
- SSR : 19, 2 jours (médiane : 17 jours)

Globalement la DMS des patients ayant un hématome était plus élevée quel que soit le devenir.

➢ **Mortalité intra-hospitalière**

La mortalité intra-hospitalière globale était de 14% (34 / 236 patients). Elle était de 11% pour les AVC ischémiques, et de 33 % pour les AVC hémorragiques (p=0,0014). Le décès des patients survenait en moyenne en 7,8 jours, plus précocement pour les patients ayant un hématome (5 jours en moyenne).

➢ **Devenir**

- Parmi l'ensemble des patients atteints d'AVC, 118 patients (50%) sont rentrés à domicile, et 36% ont été transférés en SSR.
- Parmi les survivants, **58%** sont rentrés à domicile (60% des patients ayant une ischémie et 40% des hématomes ; p= 0,04).
- D'après les critères choisis pour définir une mauvaise évolution (« décès ou institutionnalisation »), 64 patients **(27%)** avaient une mauvaise évolution (24% pour les AVC ischémiques versus 40 % pour les hématomes ; p=0,03).

1.9- Facteurs associés au décès

En analyse univariée, les principaux facteurs associés à l'augmentation de la mortalité intra-hospitalière sont : l'âge, le sexe masculin, les troubles de la vigilance initiaux, la présence de 3 critères de gravité à l'admission, et la nature hémorragique de l'AVC. Les principaux résultats sont rapportés dans le tableau 4.

Tableau 2. Facteurs associés au décès

	Survivants (n=202)	Décès (n=34)	p
Age	71,1	75,9	0,009 *
Sexe (Hommes)	171	25	0,034*
Glasgow <11	18 (9,3%)	15 (44,5%)	0,0026*
3 critères de gravité	13 (6,4%)	12 (35,2%)	<0,0001*
Hématome (n=36)	24 (11,8%)	12 (35,2%)	0,0036*

*différence significative p<0,05

2- Patients thrombolysés et causes de non thrombolyse

2.1- Caractéristiques démographiques

Depuis juin 2003, 17 patients (10 hommes et 7 femmes) ont été thrombolysés, soit 8,5% des patients présentant un AVC ischémique. L'age moyen était de 59 ans [34-77]. Le score de Rankin avant l'hospitalisation était de 0 (aucun handicap, asymptomatique) pour 15 patients, et de respectivement 1 et 2 pour les deux autres.

2.2- Données de prise en charge

- Le délai moyen d'admission après le début des symptômes était de 92 minutes +/- 28 mn [45-140] et le délai médian de 1h20.

- La régulation du Samu est intervenue pour 88,2% des patients thrombolysés (autres : ambulance privée, transfert intra-hospitalier direct)

- Le score NIH Stroke Scale (NIHSS) médian initial était de 17 [12-24].

- Le scanner cérébral était réalisé en moyenne en 42 minutes après l'admission ([10-105 min] ; délai médian : 30 minutes). Il était normal dans 6 cas, pour les 11 autres patients il existait des signes précoces d'ischémie (une hyperdensité sylvienne dans 7 cas, un effacement du noyau lenticulaire dans 2 cas, et un effacement des sillons dans 4 cas). Le doppler transcrânien a été réalisé avant le traitement chez 8 patients, mettant en évidence une occlusion de l'artère sylvienne dans 5 cas.

- Le traitement par rt-PA (0,9 mg/kg) était initié en moyenne 177 minutes après le début des symptômes (délai médian de 170 minutes). Un traitement anti-hypertenseur par voie parentérale (labetolol IV) a été nécessaire pour 8 patients pendant les 24 premières heures.

2.3 - Classification et étiologie

D'après la classification de l'Oxfordshire (Bamford et al, 1991), les AVC thrombolysés se répartissaient en : 12 PACI (sylvien partiel), 4 TACI (sylvien complet), et un LACI (lacune). L'étiologie des AVC selon la classification TOAST est rapportée dans la figure 5.

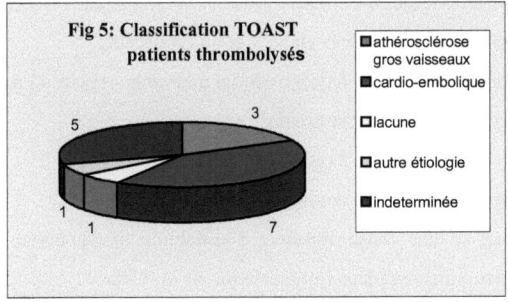

2.4- Evolution clinique

- **Evolution clinique initiale.** Le NIHSS médian à 24 heures était de 10 [0-24]. Un bon pronostic initial (=diminution de 4 points au moins du score de NIH à 24 heures) était observé chez 9 patients, et une amélioration spectaculaire (« dramatic recovery » : diminution de plus de 10 points du score de NIH ou récupération complète à 24 heures) était notée chez 7 d'entre eux.

- **Scanner cérébral à 24 heures.** Pour trois patients une hémorragie cérébrale asymptomatique intracérébrale était constatée sur le scanner cérébral à 24 heures. Une seule transformation hémorragique symptomatique (5,8%) était observée, chez un patient ayant une endocardite.

- **Devenir.** La durée moyenne de séjour des patients thrombolysés était de 11 jours. Sept patients ont regagné leur domicile et 7 ont été pris en charge en SSR (5 en MPR et 2 en Moyen Séjour). Trois patients sont décédés : 2 patients jeunes (52 et 58 ans) avaient une occlusion de l'artère cérébrale moyenne, avec un infarctus oedémateux, conduisant au décès malgré une prise en charge en soins intensifs ; un patient (34 ans) avait une endocardite infectieuse, asymptomatique initialement, et décéda d'une transformation hémorragique cérébrale massive.

Trois mois après l'accident vasculaire cérébral, 10 patients (58,8%) étaient indépendants (score de Rankin < or = 2), dont 7 (41% des sujets) avec un Rankin inférieur ou égal à 1 (évolution favorable). Trois patients étaient encore dépendants (score de Rankin > ou = 3).

2.5- Causes de non thrombolyse (patients admis les trois premières heures)

Cent quatre vingt dix patients admis dans les trois premières heures après le début des symptômes, n'ont pas reçu de traitement par thrombolyse IV, pour les motifs suivants :

- régression de la symptomatologie à l'admission (AIT) dans 20 % des cas (38 patients).
- faible gravité ou amélioration clinique rapide (NIHSS<6) dans 30 cas (16 %). Parmi ces patients, 6 (20%) ont du être transférés en SSR et un est décédé.
- diagnostic non vasculaire (crises, hypoglycémie, migraine...) pour 43 patients (24%).
- hématome intracérébral dans 26 cas (16%)
- age trop élevé (> 80 ans) dans 11 % des cas
- troubles de la vigilance dans 5 % des cas
- dans 9 cas (5%), aucune cause objective d'abstention thérapeutique n'était retrouvée, en dehors d'un dysfonctionnement dans l'organisation de la filière.

3-Comparaison avant/après création de la filière

Nous avons comparé les principales données recueillies depuis la création de la filière neuro-vasculaire (pendant 18 mois) aux mêmes données concernant recueillies pendant 6 mois en 2002, pour les patients adressés pour suspicion d'AVC aux Urgences.

3.1- Les principales caractéristiques démographiques et cliniques des deux populations sont rapportées dans le tableau 3. Les deux populations ne sont pas strictement comparables sur le plan statistique, puisque la création de la filière elle même entraîne un biais de sélection.

Tableau 3 : Comparaison avant/après : caractéristiques des deux populations

Caractéristiques	Urgences 2002 (n=324)	Filière NV (n=364)	P
Age moyen	76 +/-14	72 +/-14	0,002*
Hommes	116 (46%)	196 (54%)	0,008*
Diagnostics non vasculaires	10%	21%	<0,0001*
Pathologies vasculaires	287	288	
AIT	33	52	NS
Ischémies (%AVC)	226 (89%)	200 (85%)	NS
Hématomes (%AVC)	28 (11%)	36 (15%)	NS
Glasgow <11 (%AVC)	37 (14,5%)	46 (19,6 %)	0,09
3 critères péjoratifs (%AVC)	12 (4,7%)	25 (10,6%)	0,014*

* différence significative : p<0,05
NS : non significatif

- Le nombre total de pathologies vasculaires était similaire dans les deux populations (288 et 287), et la répartition entre les types d'AVC n'était pas significativement différente.
- Les principales différences entre les deux groupes de patients étaient : patients plus jeunes dans la filière (72 versus 76 ans), proportion d'hommes plus importante, proportion de diagnostics non vasculaire significativement plus élevée, et gravité initiale plus importante dans la filière (3 critères cliniques de gravité significativement plus fréquents).

3.2- Les principales données concernant la prise en charge des patients dans chaque groupe sont résumées dans le tableau 4.

Les principales différences **significatives** dans la prise en charge sont : une participation plus importante du Samu, un délai d'admission diminué, une proportion plus élevée de patients admis dans les 3 premières heures après le début des symptômes, un délai de réalisation du scanner plus court, et une augmentation des admissions en neurologie, depuis la filière neuro-vasculaire.

En analyse univariée, la création de la filière est significativement associée à une augmentation de l'admission dans les 3 premières heures après le début des symptômes, avec un OR de 1,73 ([1,2-2,4] ; p=0,003).

Tableau 4: Comparaison entre les prises en charge :
Urgences 2002/Filière 2003-2004

Prise en charge	Urgences (2002) (n=324)	Filière (2003-2004) (n=364)	P
% Régulation Samu	55 (17%)	190 (52%)	<0,0001*
Délai médian d'admission	5h10	2h55	<0,000*
Patients admis < 3 heures (%)	116 (36%)	194 (53%)	0,00*
% AVC isch <3 heures	79 (35%)	100 (50%)	0,019*
Délai médian scanner	2h40	1h45	<0,0001*
Admissions en Neurologie (%)	144 (58 %)	245 (85%)	<0,0001*
Patients thrombolysés	0	17	

* différence significative (p<0,05)

3.3- **Les données reflétant le devenir** de chaque population sont consignées dans le tableau 5.

- La DMS des patients ayant une pathologie vasculaire est globalement diminuée (-2 jours), celle des patients ayant un AVC de près de 1,6 jours. Cependant ces différences ne sont pas statistiquement significatives, et les durées médianes sont diminuées respectivement de 2 et 1 jours. La DMS des patients ayant un hématome était diminuée de 3,4 jours en moyenne (médiane diminuée de 3,4 jours).

- La proportion de patients rentrant à domicile est globalement inchangée. La proportion des patients ayant une mauvaise évolution (décès ou institutionnalisation) est significativement plus basse depuis création de la filière, pour tous les patients (-10%), et de façon plus importante pour les patients ayant un hématome (-29%). La mortalité n'a pas été modifiée pour les patients ayant un AVC, mais est nettement inférieure dans le sous groupe des patients ayant un hématome (-10%), même si la différence n'est pas statistiquement significative.

Tableau 5 : Comparaison Avant/Après. Devenir des patients

Mesures du devenir	Urgences 2002	Filière neuro-vasculaire	P
DMS vasc (médiane)	12,5 jours (9)	10,5 jours (7)	0,07
DMS AVC	13,4 jours (9)	11,8 jours (8)	0,286
DMS ischémies	12,9 jours (9)	11,5 jours (8)	0,38
DMS hématomes	16,9 jours (15)	13,5 jours (10)	0,30
AVC domicile (%)	126 (50%)	118 (50%)	NS
% survivants à domicile	58%	58%	NS
% mauvaise évolution AVC (1)	94 (37%)	64 (27%)	0,013*
% mauvaise évolution hématomes	19 (68 %)	14 (39 %)	0,001*
Mortalité AVC	37 (14,5%)	34 (14%)	0,92
Mortalité ischémies	25 (11%)	22 (11%)	0,88
Mortalité hématomes	12 (43%)	12 (33%)	0,43

*différence significative : p<0,05   NS : non significatif
(1) mauvaise évolution définie par : « décès ou institutionnalisation »

3.4- Résultats de l'analyse en régression multivariée

> *Facteurs influençant le délai d'admission*

Après ajustement sur les facteurs connus pour influencer le délai d'admission (âge, sévérité de l'AVC, score de Glasgow < 11, présence de 3 critères cliniques péjoratifs, type de l'AVC), les seuls facteurs significativement associés à une admission précoce dans les 3 premières heures sont :

- **l'admission dans la filière neuro-vasculaire** (elle même liée à l'intervention de la régulation du Samu) : OR 1,59 [IC 95% : 1,096-2,38 ; p= 0,01].
- **la nature hémorragique** de l'AVC. En effet, pour les patients ayant un AVC ischémique, l'OR d'arrivée précoce est diminué à 0,4 [IC 95% : 0,23-0,72 ; p=0,002].
- Le sexe, l'age, le score de Glasgow <11, et la présence de 3 critères de gravité clinique n'ont pas d'effet significatif sur le délai d'admission.

> *Facteurs influençant la durée moyenne de séjour*

Globalement la DMS a été diminuée, mais de façon non significative. Après ajustement sur les paramètres connus pour influencer la durée de séjour :
- la DMS n'est pas statistiquement liée ni au sexe, ni à l'âge, ni aux troubles de la vigilance, ni à la présence de 3 critères péjoratifs.
- Il n'existait pas d'effet propre lié à la filière sur la DMS.

> *Facteurs liés à une évolution défavorable*

Après ajustement sur les principales variables connues pour influencer le devenir :
- Pour les **AVC ischémiques**, 2 facteurs sont significativement associés à une mauvaise évolution : **l'age** (OR de 1,06 par année supplémentaire [IC 95 1,04-1,09 ; p<0,001]), et un **score de Glasgow < 11** (OR de 4,4 [IC 95% : 2,18-9,03 ; p<0,001]). La présence de 3 critères de gravité est associée à une mauvaise évolution, mai l'association est à la limite de la significativité statistique (OR=2,8 [0,92-8,6] ; p=0,068). Un effet significatif de la prise en charge dans la filière sur la mauvaise l'évolution n'a pu être mis en évidence.

- Pour les **AVC hémorragiques**, les facteurs associés à une mauvaise évolution sont également l'**age**, avec un OR de 1,10 par année supplémentaire [IC 95 : 1,03-1,18 ; p =0,005], et un **score de Glasgow initial < 11**, avec un OR de 10,6 [IC 95% : 1,75-64,5 ; p=0,01]. **La prise en charge dans la filière neuro-vasculaire est associée à une diminution significative de la mauvaise évolution**, dans cette sous population (OR de 0,13 [IC 95 : 0,02-0,62 ; p=0,01]).

> *Facteurs liés à la mortalité intra-hospitalière*

Après analyse multivariée, les facteurs associés au décès sont : **le sexe masculin** (3,3 [1,19-7,6] ;p=0,019), **les troubles de la vigilance** (5,9 [2,3-15,3] ; p=0,0002), **la présence de 3 critères de gravité** (2,9 [0,9-8,9] ; p=0,05). L'age n'est pas un facteur indépendant associé au décès, après ajustement sur les autres facteurs cliniques. La prise en charge dans la filière n'est pas associée à une diminution de la mortalité de façon significative.

V- DISCUSSION

1. Principaux résultats

Trois cent soixante quatre patients ont été admis dans la filière en 18 mois, dont 288 avaient une pathologie vasculaire et 236 un AVC. Plus de la moitié des patients sont arrivés dans les 3 premières heures après le début des symptômes grâce à une orientation précoce en phase pré-hospitalière, et un acheminement rapide effectué par les services de transport d'urgence coordonnés par le Centre 15, qui intervient actuellement dans la majorité des cas. Les deux facteurs associés à un délai d'admission <3 heures, après analyse multivariée, sont l'existence de la filière neuro-vasculaire et la nature hémorragique de l'AVC. La diminution du délai d'admission est inévitablement associée à une proportion élevée de diagnostics non vasculaires (1 patient sur 5). Un scanner cérébral est effectué dans la quasi totalité des cas, avec un délai médian de 1 h 45 minutes. Les faibles délais d'acheminement et d'imagerie ont permis un large usage du traitement par thrombolyse intraveineuse : plus de 8% des patients ayant un AVC ischémique admis dans la filière bénéficient du traitement, la principale cause d'abstention thérapeutique pour les patients admis dans les délais étant un déficit neurologique totalement régressif ou trop peu sévère. Dix patients parmi les 17 thrombolysés sont indépendants à 3 mois.

Près de 90% des patients admis dans la filière sont pris en charge dans le service de Neurologie. La DMS est actuellement de 10, 5 jours pour les patients atteints de pathologie vasculaire (AVC ou AIT) et de 11,8 jours pour les patients ayant un AVC. La moitié des patients regagnent leur domicile à l'issue de leur hospitalisation. La mortalité intra-hospitalière des patients ayant un AVC est de 14% (AVC ischémiques : 11%, hémorragiques : 33%). Les 2 facteurs associés à une mauvaise évolution sont l'âge et la présence de troubles de la vigilance initiaux.

Par rapport à la prise en charge aux Urgences en 2002, les principales différences constatées depuis la création de la filière sont : une population plus jeune, une gravité clinique initiale plus importante, une diminution significative du délai d'admission et d'imagerie, une augmentation significative de l'intervention du Samu, une augmentation de nombre de diagnostics non vasculaires, une diminution significative de la proportion des patients ayant une mauvaise évolution après un AVC, une diminution globale de la DMS, et une tendance à la diminution de la mortalité des patients ayant un hématome, sans modification de la mortalité globale.

2. Comparaison aux données de la littérature

Nous discutons ici les principales conclusions de notre travail, et soulignons les points les plus importants, en les confrontant aux données de la littérature, aux pratiques et recommandations actuelles.

Il faut noter au préalable que la plupart des références de la littérature concernent le fonctionnement des UNV, définies par les recommandations nationales et internationales (Alberts et al, 2005) : une unité géographiquement définie et disposant d'une équipe pluridisciplinaire spécialisée, un équipement technique permettant la plupart du temps une surveillance constante des paramètres vitaux, un personnel paramédical en nombre suffisant du type de celui préconisé dans les unités de soins continues. Néanmoins, la définition des UNV en pratique reste très variable, et répond à des modes d'organisation multiples : équipes mobiles, lits dédiés sans moyens techniques, jusqu'aux services de soins intensifs équipés de matériel de ventilation assistée.

Les filières d'accueil directes des patients neuro-vasculaires sont exceptionnelles en France en dehors des UNV fonctionnant depuis des années. Il n'existe donc que peu de situations comparables à celle de notre établissement : accueil direct possible, accès permanent au traitement par thrombolyse, protocoles de soins standardisés dans l'UUNV de réanimation médicale, protocoles de surveillance standardisés dans les lits vasculaires aigus de neurologie, sans augmentation des moyens techniques ou du personnel paramédical.

Cependant en l'absence d'études françaises concernant spécifiquement les filières neuro vasculaires, et devant le consensus actuel considérant l'UNV comme la structure de référence, il semblait intéressant de comparer notre fonctionnement actuel d'une part à celui des centres accueillant les patients aux urgences, d'autre part à celui des centres ayant une UNV déjà organisée.

> **Nombre d'admissions.** En 18 mois, la filière a permis d'accueillir directement 364 patients pour suspicion d'AVC, dont 288 AVC ou AIT. Le nombre de patients admis dans la filière est resté relativement stable dès sa création, et variait entre 14 et 28 patients par mois, ce qui représente environ 40% du total des patients adressés pour AVC dans notre établissement (chiffres Urgences 2002). Douze pour cents des patients étaient admis la nuit, et un tiers hors heures ouvrables, de 18h30 à 8h30 ou le week-end, une proportion également

retrouvée dans l'étude de Woimant et al. (2003), ce qui confirme la nécessité d'une présence médicale 24h/24.

Peu de données épidémiologiques de centres ayant une UNV en France sont disponibles, mais, par exemple, l'UNV de Lyon, l'une des premières crées en France, accueille 166 patients atteints d'ischémie cérébrale en un an (contre 200 en 18 mois dans notre filière). Cette moyenne d'une admission toutes les 24 à 48 heures semble relativement satisfaisante compte tenu de la capacité d'accueil de l'unité d'urgence neuro-vasculaire en réanimation médicale (UUNV : 1 à 2 lits). Etant donné la faible capacité d'accueil, les conditions d'admission étaient : admission en priorité des patients pouvant bénéficier d'une thrombolyse intraveineuse, existence d'un déficit récent (24-48 heures), cohérence du tableau clinique. La sensibilisation très incomplète du grand public à la reconnaissance des symptômes d'AVC, et la difficulté à informer individuellement tous les praticiens de ville de l'existence d'un système d'accueil indépendant des urgences, nous a conduit à privilégier un système de régulation reposant sur le Samu : des protocoles précisant la conduite à tenir et les modalités de transfert des patients pouvant bénéficier d'un traitement thrombolytique ont été proposés aux équipes des différents SAMU de la région. Le nombre de patients admis devrait pouvoir être notablement augmenté avec création d'une Unité Neuro-vasculaire (répondant à la définition de la SFNV) de 6 lits au sein du service de Neurologie (soit 3 fois plus de lits d'accueil direct que dans la filière), fonctionnant avec une durée d'hospitalisation maximale de 48h.

➢ **Age**. La population concernée était âgée de 72 ans en moyenne, soit légèrement plus jeune que celle retrouvée dans l'étude menée aux urgences en 2002 (76 ans) et dans l'étude AVC Centre (75 ans) (Bonnaud et al, 2005), mais comparable à celle de l'étude française «jour donné» (Woimant et al, 2003), et à celle de l'étude menée dans 6 pays européens : 69-75 ans (Beech et al, 1996). La création de la filière a entraîné un effet de sélection des patients avec une diminution de l'âge moyen des patients adressés par rapport à ceux transférés aux urgences sans sélection préalable. Cependant plus d'un tiers de patients admis dans la filière avaient plus de 80 ans, soit autant que dans l'étude française aux Urgences (Woimant et al, 2003), ce qui montre l'importance de cette population dans notre région, même au sein d'une filière spécialisée. Comme dans la plupart des études, les patients ayant un hématome étaient globalement plus jeunes que ceux ayant un AVC ischémique (Woimant et al, 2003).

➢ **Délais d'admission.** Les délais d'admission des patients après le début des symptômes sont significativement plus courts dans la filière, 53% de l'ensemble des patients étant admis dans les 3 premières heures (versus 36% en 2002), contre 38 % dans l'étude AVC Centre (Bonnaud, 2005), 37% dans l'étude allemande menée aux urgences dans des centres ruraux, qui était de 37% (Handschu et al, 2001), et 50 % dans l'étude française qui concernait des centres au fonctionnement très hétérogène (Woimant et al, 2003). Elle est également globalement supérieure aux proportions retrouvées dans la majorité des études menées au Canada, aux USA, au Japon, y compris dans les UNV les plus anciennement créées, qui varient entre 30 et 47% des cas (Barsan et al, 1993 ; Yoneda et al, 2003 ; Phillips et al 2002). Ceci traduit globalement une sensibilisation accrue des différents interlocuteurs pré-hospitaliers à la notion d'urgence et une évolution des pratiques de soins : ainsi dans notre filière, 75% des patients étaient admis dans les 6 premières heures, versus 47% en 1997 dans le registre de patients de Besançon, centre pionnier dans la prise en charge de l'AVC en France (Moulin et al, 1997). Le principal facteur explicatif dans notre étude est l'augmentation de l'intervention de la régulation et des transports du Samu, qui concernent plus de 50% des patients. Cette proportion est nettement supérieure à celle retrouvée en 2002 aux Urgences de notre CHU (17%) ou à celle rapportée dans les autres centres français (35% dans l'UNV de Lyon en 2001). Il est démontré que le délai d'admission est significativement diminué lorsque le patient est acheminé par des moyens de transport rapide (Harraf et al, 2002), par rapport à la prise en charge classique dans laquelle le médecin généraliste se déplace au domicile du patient, ce qui est le principal facteur retardant la prise en charge (Derex et al, 2001). Aux Etats Unis, où la thrombolyse intraveineuse est utilisée depuis 1996 et où l'organisation du système d'acheminement d'urgence est différente, l'appel du 911 est également déterminant dans l'admission rapide des patients suspects d'AVC (Wein et al, 2000 ; Lacy et al, 2001). Notons que globalement, la participation des centres SAMU de la région Centre était déjà de 27 % dans l'étude AVC Centre (Bonnaud et al, 2005), et que l'implantation des protocoles a été très rapidement suivi d'une modification des pratiques, avec une excellente participation des Centres 15. La proportion de patients régulés par le Samu devrait encore être augmentée par la formation continue délivrée aux différents intervenants du Samu (régulateurs, médecins) et aux praticiens libéraux, et par l'information du grand public, mais est déjà nettement supérieure aux résultats de la littérature, notamment en France

Dans notre étude, les patients ayant un hématome arrivaient plus rapidement que les autres patients (AVC ischémiques, AIT), 75 % des patients atteints d'AVC hémorragique étant admis moins de 3 heures après le début des symptômes. Ceci est sans doute expliqué par la gravité initiale plus importante dans les hématomes, et a été observé par d'autres équipes, comme celle de Besançon (Moulin et, 1997). En dehors de l'influence du Samu et de la nature hémorragique de l'AVC, nous n'avons pas retrouvé de facteur lié à une admission précoce après analyse multivariée (âge ou sexe), ni d'influence de la présence de troubles de la vigilance, qui a déjà été rapportée (Ferro et al, 1994 ; Derex et al, 2001). Ceci peut être dû à la définition et au seuil que nous avions choisi pour définir les troubles de la vigilance (Glasgow <11), et au faible effectif concerné. Certains facteurs cliniques ou sociaux influençant significativement le délai d'admission dans d'autres séries n'ont pu être pris en compte dans notre étude, comme le score NIHSS initial ou le fait de ne pas vivre seul au domicile.

> **Imagerie cérébrale**. Le scanner cérébral était réalisé pour 97 % des patients admis dans la filière, contre 77 % des patients admis aux Urgences dans l'étude française de Woimant et al (2003), et 85 à 95% dans les UNV allemandes les plus expérimentées (Kolominsky-Rabas et al, 1998). Le délai de réalisation de l'imagerie cérébrale est significativement plus court dans la filière, avec une diminution de 55 minutes du délai médian par rapport à celui de 2002. Ce délai est plus court que celui observé dans la région Centre en 2002 (délai médian de 2h30), ou à celui de l'étude anglaise aux urgences de Harraf et al (2002), où seulement 8% des scanners étaient réalisés dans les 3 heures suivant l'admission, et comparable à celui de l'étude française de F Woimant (délai médian : 2h00). Néanmoins, dans notre établissement, la dispersion des valeurs des délais était importante, ceci étant lié à l'acheminement quasi immédiat dans le service de radiologie en cas d'indication potentielle de thrombolyse ou de troubles de vigilance, et à des indications différées, posées après examen neurologique, conduisant au transfert préalable des patients dans le bâtiment abritant les services de neurologie et de neuroradiologie. Par ailleurs, nos résultats confirment que le scanner cérébral est important pour le diagnostic d'hématome (36 cas), mais a une faible capacité diagnostique en matière d'ischémie cérébrale : des signes d'ischémie cérébrale étaient visibles dans seulement 18% des cas d'AVC ischémiques. Le scanner est donc facilement accessible, 24 h/24, dans le cadre de la filière, et permet de diagnostiquer rapidement les hémorragies cérébrales ou d'autres pathologies neurologiques (méningiomes...). Néanmoins, l'IRM est actuellement recommandée en première intention en cas d'AVC récent (ANAES 2002) et utilisée par certaines équipes pour préciser au mieux l'état parenchymateux et vasculaire, améliorer la sélection des patients et élargir la fenêtre thérapeutique de la thrombolyse (Nighoghossian et al, 2003.)

> **Diagnostics vasculaires.** La répartition des différents diagnostics et sous types d'AVC est globalement comparable à celles rapportées dans la littérature (85% ischémies/15% d'hématomes) et des grandes séries épidémiologiques (Moulin et al, 1997 ; Hankey et Warlow, 1999). La proportion d'AIT dans la filière était relativement élevée, 18 % des pathologies neuro-vasculaires contre 11 % aux urgences en 2002, mais proche des 16 % en région Centre en 2002 (Bonnaud et al, 2002). De plus, probablement en raison de la difficulté posée par le diagnostic d'AIT en urgence, la proportion de patients ayant un AIT rapportée dans la littérature est extrêmement variable selon les centres français : de 10 % (The members of the Lille stroke program, 1997) à 30% d'AIT (Woimant et al, 2003).

> **Diagnostics non vasculaires.** Un des résultats les plus importants en terme de diagnostic était la proportion importante de « faux positifs » ou diagnostics non vasculaires, significativement augmentée par rapport à celle observée aux Urgences en 2002, avant création de la filière (21% versus 10%). Elle est plus importante que celle rapportée par l'équipe de Lille, sur une série de 1250 patients : 15% (The members of the Lille stroke program, 1997) mais similaire à celle de 21% dans l'étude anglaise de Harraf et al (2002), et moins élevée que les 27% de l'étude française « jour donné », dans des services d'urgence non spécifique, de Woimant et al (2003). Dans une étude récente canadienne, menée dans l'UNV de Calgary, le taux de diagnostics non vasculaires atteignait 29% (Weir et al, 2005). Dans notre étude comme dans la littérature, les principaux diagnostics différentiels sont des pathologies neurologiques, en premier lieu les manifestations épileptiques et migraines (The members of the Lille stroke program, 1997). Les pathologies neurologiques représentent environ 85% des cas des diagnostics non vasculaires (The members of the Lille stroke program, 1997).

L'augmentation de la proportion d'autres diagnostics est la contrepartie inévitable d'une plus grande intervention des secours d'urgence (régulation effectuée à partir de la description de l'entourage, absence de médecin sur place), et de la diminution des délais d'arrivée des patients. Ces patients, dont plus de la moitié ont finalement une pathologie neurologique, bénéficient néanmoins d'une prise en charge rapide et de l'accès à un milieu spécialisé, neurologique, neurochirurgical, ou de soins intensifs adaptés. Dans tous les cas l'orientation directe dans un milieu spécialisé dans les meilleurs délais ne constitue pas une perte de chance pour le patient.

Malgré les campagnes d'éducation du public et des médecins pré-hospitaliers, qui permettent d'assurer une meilleure sélection des patients hospitalisés, l'expérience des unités neurovasculaires créées depuis plusieurs années montre qu'il est très difficile de supprimer cette proportion d'erreurs diagnostiques.

➤ **Thrombolyse intraveineuse.** La thrombolyse intraveineuse est actuellement le traitement spécifique le plus efficace dans l'ischémie aiguë, mais son application en pratique est souvent limitée par le délai de traitement très bref (3 premières heures), et la nécessité de respecter une liste de contre indications restrictives, cliniques et radiologiques. Dans notre étude, 8,5% des patients admis dans la filière avec un diagnostic d'ischémie cérébrale bénéficiaient d'un traitement par thrombolyse intraveineuse, ce qui est une proportion élevée. En effet, l'analyse de la littérature montre que seulement 3,6% des patients évalués par les investigateurs dans l'étude princeps du NINDS (1995) ont bénéficié du traitement, essentiellement à cause des délais excessifs de prise en charge, et qu'environ 2 % des patients sont actuellement traités aux USA (Burgin et al, 2001 ; Douglas et al, 2005). Nos résultats dans la filière sont comparables à ceux récemment rapportés par des équipes canadiennes entraînées (Phillips et al, 2002 ; Weir et al, 2005), qui thrombolysent environ 7% des patients ayant un AVC ischémique.

Très peu d'études concernant la thrombolyse intraveineuse sont disponibles en France, où l'état actuel de l'utilisation du traitement est inconnu. On estime qu'en Ile de France, 0,02% des AVC ischémiques seraient thrombolysés actuellement. Cette proportion atteindrait 4% dans les centres les plus expérimentés comme celui de Lariboisière (Amarenco et al, 2000, communication personnelle), le nombre de patients finalement thrombolysés restant limité, même avec l'utilisation de l'IRM : environ 1 à 3 patients /mois dans l'UNV la plus ancienne de France, celle de la Pitié Salpêtrière.

Mais, comme nous l'avons vu précédemment, la population de patients admis dans la filière correspond à 40% des patients hospitalisés dans l'établissement pour suspicion d'AVC. La proportion de patients traités reste donc insuffisante à l'échelon local. Même si les patients actuellement adressés aux urgences de notre établissement sont souvent plus âgés et ont un déficit plus ancien que ceux adressés dans la filière, ce qui les place d'emblée hors des indications d'un traitement par thrombolyse intraveineuse, l'arrivée initiale aux urgences dans notre établissement est la cause principale de retard diagnostique et thérapeutique : en cas d'indication à la thrombolyse, et même quand le diagnostic est évoqué précocement par l'urgentiste, les délais de transfert du patient dans la structure d'accueil neuro-vasculaire sont systématiquement trop longs pour permettre le traitement.

Les conditions de traitement par la thrombolyse intraveineuse semblent comparables à celles décrites dans l'étude du NINDS (1995) et la dernière méta-analyse (2004), même si notre effectif réduit ne permet pas de comparaisons statistiques. Globalement, les patients thrombolysés sont jeunes (59 ans en moyenne), et ont des AVC sévères, avec un score NIHSS initial plus élevé que dans la plupart des études (cf tableau 12). Le pronostic fonctionnel est bon, les hémorragies symptomatiques sont rares (1 cas sur 17) et la mortalité proche des données de la littérature (17%, comme dans le NINDS), le décès étant lié le plus souvent à un engagement cérébral, dans le cadre d'infarctus oedémateux sur occlusion de l'artère cérébrale moyenne, chez des sujets jeunes. A 3 mois, 7 patients ont un pronostic favorable (Rankin = 0 ou 1), soit 41% contre 39% dans l'étude de référence du NINDS, et 10 sont indépendants (Rankin<3), soit 58% contre 43% dans l'étude du NINDS. Une seule hémorragie symptomatique est à déplorer, soit 5,8% des patients thrombolysés, contre 5 à 6% dans l'ensemble des études de la littérature. A titre indicatif, nos résultats et ceux de la dernière méta-analyse (rt PA par voie veineuse dans les 3 premières heures) sont rapportés dans le tableau 6.

Tableau 6. Thrombolyse intraveineuse : comparaison Tours/ Métaanalyse 2004

	TOURS	Méta-analyse 2004
Age moyen	59 ans	68 ans
NIHSS initial médian	16	11
% Hématomes symptomatiques	**5,8%**	**5,9%**
% Décès à 3 mois	17,6%	14%
% Patients indépendants à 3 mois	58 %	46,7%
% Evolution favorable (Rankin 0 ou 1) à 3 mois	**41,2%**	**39,5 %**

Nos résultats en terme de survie, d'autonomie et de complications hémorragiques sont donc comparables à ceux de la littérature. Depuis la fin de cette étude, **13 autres patients ont été thrombolysés, soit 30 patients au total depuis la création de la filière** (âge moyen de 62 ans), avec **50% d'évolution favorable initiale** ; 3,3% d'hémorragies symptomatiques ; et 13,3% de décès (résultats équivalents à ceux de la Méta analyse de 2004). **Quinze des 27 patients (55,5%) revus à 3 mois sont indépendants (score de Rankin<3)**. Ceci confirme qu'il est possible de reproduire les résultats d'essais multicentriques randomisés à l'échelle d'un centre hospitalier français, en se basant sur les données du scanner cérébral, qui est facilement accessible.

Même si le traitement par rt-PA concerne une minorité de patients, l'impact en terme de survie, d'indépendance, et indirectement en terme de coût économique peut être déterminant, même à une échelle locale. Ainsi, le nombre d'AVC survenant en un an dans la région Centre (2 500 000 habitants) pouvant être évalué à 6000, soit 5100 ischémies cérébrales par an, (Hankey et Warlow, 1999), pour 8% de patients ayant un AVC ischémique thrombolysés comme dans notre étude, le rt-PA permettrait d'éviter 57 décès ou dépendances par an. En appliquant l'objectif recommandé par la SFNV, (10% des AVC ischémiques thrombolysés), le nombre de décès ou dépendance évités à l'échelle de la région serait de 73.

Une amélioration des pratiques avec l'augmentation de l'expérience de notre centre devrait permettre la diminution des délais d'imagerie et de traitement après l'arrivée des patients dans l'unité d'accueil, qui restent actuellement supérieurs à ceux des recommandations internationales.

Par ailleurs, de nouvelles approches devraient permettre une plus large utilisation des traitements thrombolytiques, à la condition que les patients soient acheminés le plus tôt possible dans les services spécialisés :

- l'accès à l'IRM en urgence, avec notamment des séquences en diffusion et en perfusion, qui permettrait une meilleure sélection des patients « éligibles » et d'élargir la fenêtre thérapeutique jusqu'à 5 heures.

- l'allongement de la fenêtre thérapeutique entre jusqu'à 4 heures 30, avec le scanner cérébral, qui est actuellement en cours d'évaluation dans l'essai européen ECASS III.

- l'utilisation de l'effet thrombolytique des ultrasons, puisque l'action des ultrasons focalisés sur la région du thrombus à l'aide d'une sonde de doppler transcrânien potentialise l'action du rtPA en accélérant et augmentant significativement la reperméabilisation artérielle (Alexandrov et al, 2005).

-la possibilité de thrombolyser par voie intra artérielle, notamment dans certains cas d'occlusion de l'artère basilaire ou de l'artère cérébrale moyenne dans les 6 premières heures, qui est également en cours d'évaluation.

➢ **Causes de non thrombolyse.** Durant la période de l'étude, 196 patients (54%) ont été admis dans les 3 premières heures après le début des symptômes, et étaient donc potentiellement « éligibles » pour la thrombolyse. Cette proportion est importante comparée aux données de la littérature, où souvent moins de la moitié des patients ayant un AVC

ischémique arrivent dans les délais : moins de 30 % dans l'étude de Barber et al, en 2001, où le pourcentage de patients thrombolysés est pourtant un des plus élevés parmi les équipes nord américaines (26%). **Dans notre étude, les motifs les plus fréquents d'abstention thérapeutique pour les patients admis les 3 premières heures étaient :**
1- le caractère modéré du déficit neurologique (NIHSS <6) ou l'amélioration rapide, partielle ou complète de celui-ci (68 patients, soit 36% des patients admis les 3 premières heures). Ceci rejoint les observations de l'équipe de Calgary (Barber et al, 2001), où ce motif est également la première cause d'exclusion thérapeutique, dans 31% des cas. Or, dans notre étude, ces patients initialement non traités en raison d'une amélioration spontanée n'ont pas tous bénéficié d'une évolution favorable : 1 et décédé, et 1 patient sur 5 est resté dépendant et a été transféré en SSR. Barber et al (2001), avaient déjà rapporté, parmi les patients non traités pour le même motif, un tiers de décès ou dépendances. Ceci pose donc le problème de l'abstention thérapeutique dans cette population de patients, dont l'évolution clinique est finalement moins favorable que prévu, et dont certains pourraient bénéficier du traitement thrombolytique. Dans les cas de déficit fluctuant, ou de récupération partielle, des explorations supplémentaires (IRM avec séquences de diffusion, perfusion et angio IRM / surveillance continue par Doppler transcrânien) seraient nécessaires pour identifier les patients dont l'état clinique risque de s'aggraver dans les heures qui suivent

2- un diagnostic non vasculaire : cette proportion élevée de « faux positifs » illustre également les difficultés diagnostiques importantes de la pathologie vasculaire, et la nécessité de poursuivre la formation de tous les intervenants susceptibles d'agir en amont de l'hospitalisation (régulateurs Samu, ambulanciers, praticiens de ville), et l'information auprès du grand public. Elle montre également l'importance d'un avis téléphonique neurologique préalable à l'hospitalisation et la nécessité pour le neurologue de rester vigilant afin de réorienter si besoin le patient.

3- un diagnostic d'hémorragie cérébrale au scanner

4- l'âge supérieur à 80 ans : 11% dans notre étude versus 1,3 % dans l'étude de Barber et al, (2001) la proportion élevée de cette cause d'exclusion étant à mettre en relation avec la forte proportion de patients de plus de 80 ans dans notre population (32%). La limite d'age de plus 80 ans est une contre indication dans l'AMM européenne, mais les dernières études concernant les patients les plus âgés, suggèrent un rapport bénéfice/risque favorable du traitement après 80 ans (Dimitrijeski et al, Engelter et al, à paraître).

5- l'existence de troubles de la vigilance (5% des cas, proche des 4 % de Barber et al, 2001).

6- un dysfonctionnement de la filière dans 5% des cas : non reconnaissance des indications, personnel médical non disponible, perte de temps lors de la prise en charge. Cette proportion de patients doit évidemment être la « cible » privilégiée de l'amélioration de la prise en charge et de notre organisation en terme de moyens humains et matériels, puisque que le non accès à la thrombolyse est actuellement reconnu comme une véritable perte de chance pour les patients. Cependant, même dans les équipes où le traitement thombolytique est largement utilisé (Barber et al, 2001), des problèmes d'organisation interne et des dysfonctionnements sont retrouvés dans environ 8 % des cas.

En revanche, remarquons que, dans notre population, aucune décision d'abstention thérapeutique n'a été prise sur en raison de signes précoces sur le scanner (plus de 2 signes précoces contre-indiquant le traitement). Ceux ci semblent en effet très rares en pratique : dans l'étude de Barber et al (2001), 15 patients n'étaient pas traités en raison de la présence de signes d'ischémie précoce sur le scanner, mais l'exclusion était justifiée dans seulement 4 cas après relecture des images.

L'évaluation constante des causes d'abstention thérapeutique dans notre pratique est indispensable : elle devrait permettre d'augmenter la proportion de patients ayant une ischémie cérébrale bénéficiant de la thrombolyse intraveineuse, ce qui constitue un des principaux objectifs thérapeutiques actuels en pathologie neurovasculaire.

> **Orientation des patients.** Après admission dans l'UUNV, 311 patients ont été transférés dans un service de neurologie, soit la quasi-totalité des cas, sauf lorsque la gravité de l'état clinique nécessitait un transfert en soins intensifs. Cette proportion est supérieure à celle rapportée dans la littérature, notamment en France, où seule une faible proportion de patients ayant un AVC sont pris en charge en neurologie : 36% dans la région Centre (Bonnaud et al, 2005), 40% dans l'étude française de Woimant et al (2003). En effet, la création de la filière de soins s'est accompagnée de la sensibilisation des interlocuteurs (médecins généraliste, urgentistes) à la notion d'unité géographique et de regroupement des patients ayant la même pathologie. Ainsi, au sein de notre établissement, les patients ayant un AVC, quels que soient leur âge, leur provenance et leur état clinique, sont initialement proposés pour une admission dans le service de neurologie : ce regroupement des patients atteints d'une même pathologie au sein d'un service est du même ordre que celui effectué pour les patients susceptibles d'avoir une pathologie coronarienne aiguë, actuellement systématiquement pris en charge initialement en unités de soins intensifs de cardiologie (USIC).

Néanmoins, dans l'attente d'une réorganisation des soins en UNV, le bénéfice de la prise en charge des patients en neurologie n'a pas été actuellement démontré en France, par rapport à une prise en charge classique en médecine générale. Deux études ont suggéré que le devenir des patients AVC pris en charge par les neurologues était meilleur que dans une prise en charge de médecine classique, au prix néanmoins d'un plus grand nombre d'examens complémentaires effectués et d'un coût global plus important, mais ces travaux ont été menés dans les hôpitaux américains où l'organisation des soins diffère notablement de l'organisation européenne (Mitchell et al, 1996; Goldstein et al, 2003). Dans l'étude menée dans notre région, le bénéfice de la prise en charge en neurologie n'avait pas pu être mis en évidence (Bonnaud et al, 2005).

La proportion de patients transférés en soins intensifs dans notre étude était de 9,8%, en dehors des patients thrombolysés surveillés de façon systématique en réanimation médicale. Ce taux est supérieur à celui de 2 % retrouvé dans l'étude dans la région Centre (Bonnaud et al, 2005), et à celui de 1 à 3% retrouvé dans l'étude européenne (Beech et al, 1996). Ceci traduit la gravité clinique importante des patients admis dans la filière, puisque près d'un patient sur 10, en majorité ayant une pathologie hémorragique, a dû bénéficier d'une prise en charge en soins intensifs. Cette attitude devra néanmoins être réévaluée de façon prospective pour les patients les plus graves, la présence de troubles de la vigilance et de critères cliniques de gravité initiaux restant malheureusement toujours associée au décès et à la mauvaise évolution des patients, malgré une prise en charge en soins intensifs.

> **Durée d'hospitalisation.** Comme dans la plupart des données de la littérature, la DMS dans notre étude apparaît liée à 2 facteurs essentiels : l'étiologie de l'AVC (DMS plus longue pour les AVC hémorragiques) et la possibilité ou non d'un retour à domicile. La durée de séjour est donc directement liée au degré de dépendance du patient après la phase aiguë (toute intervention thérapeutique diminuant le handicap résiduel pouvant entraîner une diminution de la DMS), au contexte familial et social, ainsi qu'à la disponibilité des structures de SSR. Par exemple, il a été démontré que, même dans le cadre des UNV, la DMS des patients ayant un AVC serait plus longue de 3 à 10 jours en moyenne que ce qui serait nécessaire médicalement, en raison des difficultés de mise en place d'un système de soins adapté lors de la sortie de l'hôpital (van Straten et al, 1997).

Dans cette étude, nous n'avons pas mis en évidence d'influence de l'âge, de sexe ou de la sévérité clinique (troubles de la vigilance, 3 facteurs de gravité) sur la DMS, qui sont les facteurs habituellement rapportés dans la littérature (Bowen et al, 1994 ; Adams R et al, 2003). Il a été démontré notamment, dans plusieurs centres, que la gravité de l'AVC (évaluée d'après le score de NIHSS, non disponible dans notre étude) était le principal facteur influençant la durée d'hospitalisation (Phillips et al, 2002), suivi de l'âge et du sexe féminin (Jorgensen et al, 2000; Philips et al, 2002), illustrant la difficulté de transférer les patients les plus dépendants et les plus âgés dans les structures de rééducation, de soins de suite et de long séjour.

La DMS dans notre population est inférieure à celle retrouvée dans la plupart des études européennes (11 à 39 jours dans l'étude de Beech et al, 1996) ou canadiennes (17 jours dans l'étude de Phillips et al, 2002), et se rapproche de celles des centres américains qui est de 7 à 10 jours (Douglas et al, 2005), même si les différences d'organisation du système de santé rendent la comparaison difficile.

Les durées de séjour moyenne et médiane ont été **diminuées de 2 jours** pour l'ensemble des pathologies vasculaires (AVC et AIT), et de 3 jours pour les patients ayant un hématome, par rapport à l'année 2002, mais cette diminution n'est pas statistiquement significative. Rappelons que dès 2002, les durées de séjour étaient basses dans notre établissement par rapport à la moyenne française, ceci reflétant, malgré l'âge élevé de la population, d'une part une prise en charge optimale des patients permettant de limiter le handicap résiduel, d'autre part l'existence d'un réseau de structures de soins de suite bien organisé dans notre région. Les durées de séjour dans notre établissement sont actuellement inférieures à celles observées dans les centres français (Woimant et al, 2003) : 4 jours versus 7 jours en France, pour les AIT ; 11,5 jours, versus 13 jours pour les AVC ischémiques et 13,4 jours versus 15 jours pour les AVC hémorragiques. La diminution retrouvée après la création de la filière correspond à celle décrite par d'autres auteurs après création d'une UNV : - 2 jours en moyenne dans l'étude de Phillips et al. (2002), et semble liée à une plus grande sensibilisation du personnel soignant : la nécessité d'offrir quotidiennement des lits d'accueil impose dès l'arrivée du patient une réflexion sur les modalités de sa sortie de l'établissement.

Remarquons que l' effet de la prise en charge en milieu spécialisé sur la diminution de la DMS est particulièrement difficile à mettre en évidence : les UNV permettraient une réduction de la durée de séjour des patients variant de 8% à 40% selon les études (Hommel et al, 1999), mais, pour des raisons méthodologiques (expression de résultats en terme de médiane ou moyenne, prise en compte de la seule phase d'hospitalisation en UNV ou dans l'ensemble des services hospitaliers ou de la phase de rééducation), la différence n'a jamais été significativement démontrée dans les méta-analyses (Stroke units trialists collaboration, 1997).

Il est probable que l'absence de restructuration préalable de la filière d'aval (pas de chartes écrites ni de conventions de transfert avec les établissements de soins de suite), et l'absence de réorganisation profonde des soins après la phase aiguë de l'hospitalisation, ne permet pas de mettre en évidence de diminution significative de la DMS dans notre étude.

Ce critère est particulièrement important sur le plan socio-économique, la durée de séjour étant un critère essentiel d'évaluation de la prise en charge des patients : plusieurs études ont montré que le coût de l'AVC était directement corrélé à la DMS, qui est considéré comme un des principaux marqueurs du coût économique de la pathologie neuro-vasculaire (Duffy et al, 2003 ; Spieler et al, 2004). La diminution de la DMS (même de quelques jours) est donc un objectif majeur de la prise en charge, susceptible de réduire significativement le coût de l'AVC.

> **Devenir**

Il faut d'abord noter que les données concernant le devenir ont été recueillies à la fin de l'hospitalisation, à un délai variant entre quelques jours et plusieurs semaines. Nos résultats en terme de devenir sont donc des données précoces, qui sous-évaluent le retour à domicile à moyen terme, fréquent après admission en service de MPR. De même, l'institutionnalisation définie dans notre étude comme un transfert initial en moyen ou long séjour n'est qu'un reflet indirect de l'évolution à long terme. En l'absence de date fixe pour l'évaluation des patients, et de suivi à long terme, l'interprétation des résultats doit rester prudente.

- **La proportion de patients pouvant regagner leur domicile**, marqueur indirect de l'évolution fonctionnelle et de l'autonomie, n'a pas été modifiée depuis création de la filière, et reste de **50%, soit 58% des survivants**. Cependant, l'analyse comparative était limitée par l'absence d'ajustement sur la gravité initiale de l'AVC (score NIHSS). Bien que le retour à domicile soit corrélé à un meilleur statut fonctionnel (Goldstein et al, 2000), il s'agit seulement d'un marqueur indirect de bonne évolution, influencé par d'autres facteurs comme le statut socioéconomique et la disponibilité des centres de rééducation et maisons médicalisées. Cette proportion est inférieure à celle retrouvée dans l'étude française de Woimant et al (2003), qui est de 61% des cas pour les patients hospitalisés en neurologie, (mais avec une durée de séjour moyenne plus longue pour les patients rentrant à domicile), mais supérieure à celle des UNV européennes qui rapportent 39% à 46% de retours à domicile au décours de l'hospitalisation (Indredavik et al, 2000 ; Stavem et Ronning, 2001), et similaires à celles de certaines UNV américaines (52,9% d'après Douglas et al, 2005).

- **La proportion de patients ayant une mauvaise évolution** (décès ou institutionnalisation) a été diminuée de façon significative (-10 %), pour les patients adressés dans la filière, de façon notablement plus importante dans le sous groupe des patients ayant un hématome (-29%). L'évolution défavorable est souvent définie de façon différente dans les études et selon les équipes (institutionnalisation, dépendance d'après l'index de Barthel ou le score de Rankin), ce qui doit rendre les comparaisons prudentes. Dans notre étude les facteurs liés à une mauvaise évolution étaient **l'âge, la présence de troubles de la vigilance lors de l'examen initial, et la nature hémorragique de l'AVC,** en accord avec les données de la littérature (Moulin et al, 1997).

- **La mortalité intra-hospitalière reste stable dans notre étude**, sauf pour les patients ayant un hématome, pour lesquels elle a été diminuée. Ce critère est peu étudié car il varie bien entendu en fonction de la durée de séjour des patients. On distingue pour les AVC la mortalité précoce, observée dans la première semaine, essentiellement de cause neurologique (hypertension intracrânienne), et la mortalité tardive, après la première semaine, secondaire aux complications infectieuses et thrombo-emboliques (Giroud et al, 1989). La mortalité intrahospitalière reflète en premier lieu la mortalité précoce (décès en 5 jours en moyenne dans notre population), liée à la gravité de l'AVC, et finalement moins modifiable par la prise en charge en l'absence de thérapeutiques invasives en phase aiguë (craniectomie décompressive, thrombolyse intra-artérielle, hypothermie). Dans le registre dijonnais (Giroud et al, 1989), la mortalité intrahospitalière était de 12,5 % la première semaine, et de 21,5% le premier mois. Le taux retrouvé dans notre étude, de 14% pour une DMS de 10 jours, est comparable à ceux qui ont été rapportés dans la littérature : supérieure aux 8 % de l'étude française pour les AVC hospitalisés en neurologie (Woimant et al, 2003), mais nettement inférieur à celle des services de médecine et neurologie « tout venant » : 20% dans l'étude AVC Centre, jusqu'à 30 % dans certains pays européens (Thorvaldsen et al, 1995 ; Krespi et al, 2003). Le taux de mortalité stable retrouvé dans notre étude reste inférieur à celui de certains centres disposant d'une UNV, dans lesquels on ne peut exclure un biais de sélection de patients plus graves (Stroke unit trialist's collaboration, 1997 ; Ronning et al, 1998). Ce taux relativement « faible » de mortalité, déjà observé en 2002, peut expliquer en partie l'absence de modification significative dans notre étude. Il est probablement en partie attribuable à la sensibilisation du personnel soignant à la prévention des complications et à la mise en place de protocoles de surveillance standardisés depuis plusieurs années dans le service de neurologie.

Les facteurs associés au décès étaient le **sexe masculin, les troubles de la vigilance et la nature hémorragique de l'AVC,** facteurs habituellement retrouvés dans la littérature (Stegmayr et al, 1999 ; Heuschmann et al, 2004). Le facteur le plus important est probablement l'existence de troubles de la vigilance initiaux, associée à un taux de décès 5 à 6 fois plus important (Stegmayr et al, 1999).

Une diminution significative de la mortalité intra-hospitalière après création de la filière n'était pas attendue dans notre étude, puisque le bénéfice éventuel lié à l'utilisation de la thrombolyse est pour l'instant marginal, et que la prise en charge dans les premiers jours ne correspond pas à celle d'une UNV. L'effet de la prise en charge en UNV sur la mortalité précoce reste d'ailleurs controversé : suggéré dans l'étude de Ronning et al en 1998, il n'a pas été confirmé dans les méta-analyses. En effet, si les méta analyses ont montré une diminution significative de la mortalité liée à la prise en charge spécialisée, il ne devenait évident qu'après un suivi médian de 12 mois (Stroke Unit's collaboration, 1997 ; 2003). La plupart des UNV ayant montré un bénéfice en terme de mortalité étaient presque exclusivement des unités développant fortement l'aspect « rééducation » de la prise en charge (Stroke Unit trialist' collaboration, 2002), la prise en charge aiguë semblant avoir moins d'influence sur la mortalité (Douglas et al, 2005). Aussi nos résultats concernant la mortalité intra hospitalière ne permettent pas d'éliminer un effet positif à plus long terme. Les décès précoces devraient être notablement diminués dans l'avenir par le développement de thérapeutiques invasives en phase aiguë : crâniectomie décompressive, thrombolyse intra-artérielle, exérèse mécanique des thrombi, hypothermie contrôlée en soins intensifs. La précocité de la prise en charge est essentielle dans cette perspective.

> **Cas particulier des Hématomes.** Il semble que la population des patients ayant un hématome ait des caractéristiques spécifiques : ils sont admis plus rapidement et ont plus de troubles de la vigilance, ce qui rejoint les observations de la littérature (Ronning et al, 2001). Le taux de mortalité intra hospitalière est beaucoup plus élevé chez les patients admis dans la filière avec un diagnostic d'hématome (3 fois plus élevée que pour les AVC ischémiques en moyenne), le décès survenant plus précocement, et la durée d'hospitalisation ainsi que la proportion de patients institutionnalisés sont importantes (Bamford et al, 1990). Ceci confirme la gravité de la pathologie hémorragique, où le seul traitement validé à l'heure actuelle est la prise en charge symptomatique en milieu spécialisé (Stroke units' collaboration, 1997). Cependant la mortalité des patients ayant un hématome dans notre filière a été nettement diminuée comparée à celle de 2002, et est actuellement inférieure aux chiffres habituels, qui varient entre 36% et 60% (Ronning et al, 2001 ; Mendelow et al, 2005). De même, la proportion de mauvaise évolution a été significativement réduite. Ces résultats devront être confirmés sur de plus grands effectifs, mais sont d'autant plus intéressants qu'à ce jour une seule étude a montré le bénéfice de la prise en charge en UNV chez ces patients, en l'absence de traitement spécifique (Ronning et al, 2001). Il est difficile de préciser les raisons de diminution

isolée de la mortalité dans ce sous groupe de patients : les délais d'admission très courts des patients atteints d'hématome (75 % en moins de 3 heures) dans la filière pourraient notamment être une explication : par rapport en 2002, les patients souffrant d'hématome sont pris en charge plus vite, le diagnostic est porté plus rapidement (scanner cérébral plus précoce), et tous les patients sont hospitalisés en soins intensifs ou en neurologie, en bénéficiant de protocoles de surveillance et de prévention des complications standardisés. Ces résultats sont par ailleurs encourageants pour le développement de nouveaux traitements (comme le facteurs VII recombinant) prochainement disponibles, qui ne pourront être administrés que dans les premières heures, et en milieu spécialisé.

AU TOTAL
Cette étude permet de refléter l'état actuel de la prise en charge des patients au cours de la création d'une filière de soins neuro-vasculaires.
Il apparaît que les principales insuffisances de la prise en charge sont
- **La trop faible proportion de patients pris en charge dans la filière, qui devrait augmenter significativement avec l'information au public et aux médecins et la reconnaissance d'une UNV officielle**
- **La proportion élevée de patients ayant un diagnostic non vasculaire, qui peuvent néanmoins être pris en charge sans perte de chance en milieu spécialisé**
- **La faible proportion de patients rentrant au domicile à l'issue de l'hospitalisation.**

En revanche, les points forts de la prise en charge locale sont :
- **Les délais courts de prise en charge, liés à l'acheminement facile des patients pour des raisons géographiques et à la bonne organisation des transports d'urgence, notamment des SAMU départementaux et régionaux**
- **L'accessibilité au traitement par thrombolyse IV et les bonnes conditions dans lesquelles ce traitement est effectué, en accord avec les recommandations nationales et internationales**
- **La prise en charge adaptée en neurologie ou en soins intensifs, pour tous les patients, de manière immédiate et protocolisée**
- **La tendance à la diminution de la proportion des patients ayant une mauvaise évolution, plus marquée pour les AVC hémorragiques**

- La DMS et le taux de mortalité intra-hospitalière, relativement faibles par rapport aux séries rapportées dans la littérature.

3. Intérêt et limites méthodologiques de l'étude

3.1- Analyse descriptive : filière neuro-vasculaire

La plupart des études de cohortes publiées concernant la pathologie neurovasculaire sont effectuées à partir de registres hospitaliers, souvent de façon rétrospective, parfois des années après l'inclusion des patients. Sur un plan méthodologique, le principal point positif de notre étude est le recueil prospectif en temps réel des données depuis la création de la filière, effectué de façon standardisée, grâce à des fiches et à une analyse systématique des données. L'exhaustivité du recueil a été garantie par le contrôle des registres. Les effectifs de patients inclus dans l'étude sont suffisamment élevés pour effectuer des analyses statistiques fiables. A notre connaissance, ce type d'étude observationnelle n'a jamais été effectuée en France. Néanmoins, il existait quelques limites méthodologiques à l'analyse descriptive du fonctionnement de la filière :

> **la définition ambiguë de la filière de soins.** Notre établissement se trouve actuellement dans une situation intermédiaire de réorganisation des structures de prise en charge des patients neuro-vasculaires. Les modalités d'accueil ont été modifiées, ce qui ne permet plus de comparer les résultats avec ceux obtenus dans les services d'urgence. En revanche, l'absence d'unité géographique, de protocoles standardisés, d'augmentation des moyens de surveillance et d'effectif du personnel soignant, ne permet pas de comparer notre structure à une véritable UNV. La création de la filière a entraîné des modifications d'habitude de prise en charge médicales et paramédicales, aboutissant à la reconnaissance de l'AVC comme une urgence véritable, qui ne sont pas mesurables par des méthodes objectives. L'absence d'autres études comparables dans la littérature rend difficile l'évaluation de l'efficacité des pratiques.

> **la non-représentativité de la population étudiée**

L'une des principales limites de notre travail est la non – représentativité de la population étudiée dans l'analyse descriptive : en effet, lors du recueil des données en 2002, tous les patients adressés dans l'établissement pour suspicion de pathologie neuro-vasculaire avaient été étudiés. Depuis Juin 2003, le nombre d'admissions dans l'UUNV de réanimation est resté relativement stable et correspond à environ 40% des patients adressés dans l'établissement. Plus de la moitié des patients continue donc de suivre un circuit « classique » passant par le service d'urgences. Il s'agit la plupart du temps de patients âgés, ayant un déficit datant de plusieurs heures, ou pour lesquels le diagnostic d'AVC ou AIT n'a pas été évoqué avec certitude. Les données que nous analysons actuellement ne concernent donc pas l'ensemble de la population des patients neuro-vasculaires hospitalisés dans l'établissement, mais une fraction d'entre eux, préalablement sélectionnée, ce qui réduit la portée des résultats. La constitution d'un registre prospectif exhaustif dès la création de l'UNV dans le service de neurologie sera nécessaire afin de fournir des données sur la prise en charge globale des patients ayant un AVC.

> **le choix des critères de jugement**

L'étude descriptive a été conçue pour être effectuée en temps réel, grâce à des critères fiables, robustes, reproductibles quel que soit l'observateur. Les données essentielles concernaient le séjour en UUNV, les modalités du séjour hospitalier n'étant par la suite que peu détaillées. Des éléments importants, dont le recueil était trop long ou ne pouvait être effectué avec fiabilité dans des situations d'urgence, n'ont ainsi pas été pris en compte :

- l'autonomie du patient avant les symptômes, évaluée par un score de Rankin, qui est une donnée susceptible d'influencer le devenir à court et moyen terme
- les conditions de vie (au domicile, avec un conjoint, en institution), qui influencent le délai d'acheminement et les possibilités de retour au domicile.
- la gravité clinique, qui ne peut être évaluée que par la réalisation systématique d'un score neurologique standardisé, le plus utilisé actuellement étant le NIH Stroke Scale. Ce score n'est pas effectué en pratique clinique par les médecins non neurologues, et n'était disponible que pour les patients ayant une indication à un traitement thrombolytique. Il est indispensable pour évaluer l'importance du déficit neurologique et corrélé à l'évolution. Les critères que nous avons choisis, simples et maniables, ne permettaient qu'une évaluation approximative de la gravité. Enfin, la définition de l'existence de troubles de la vigilance est très hétérogène dans la littérature, le score de Glasgow n'étant pas adapté à la pathologie vasculaire cérébrale.

> **l'absence d'évaluation du devenir à date fixe et selon des scores standardisés**.

En effet, le recueil des données concernant le devenir a été effectué à la sortie de l'hospitalisation, c'est-à-dire à une date variable par rapport à l'événement selon les patients. Par ailleurs, la mortalité intra-hospitalière est un critère hétérogène, résultant de la mortalité précoce (prise en charge aiguë, gravité clinique) et tardive (prévention des complications évitables), variant avec la durée d'hospitalisation. Le critère « mauvaise évolution » a une meilleure fiabilité et reproductibilité, mais pourrait être mieux défini à l'aide de scores fonctionnels standardisés (scores de Rankin et de Barthel).

3.2-Comparaison avant/après

Nous avons évalué l'apport de la création d'une filière neuro-vasculaire en effectuant une étude avant/après. Il s'agit du mode de comparaison le plus adapté puisque le bénéfice d'une prise en charge dans une unité de lieu spécifique a été démontré, et qu'il ne semble plus éthique d'effectuer dans ce domaine des études randomisées. Par ailleurs, ce type de comparaison avant/ après est actuellement le seul moyen d'étudier à l'aide de paramètres objectifs, dans un même établissement, l'évolution des pratiques de soins. A notre connaissance la seule étude menée selon une méthodologie avant/ après la création d'une UNV est celle de Krespi et al (2003). Ce type de travail n'a jamais été effectué dans d'autres centres en France et présente un intérêt non négligeable en terme de politique de santé et d'amélioration de la qualité des soins, à l'échelon local et régional.

Les limites méthodologiques de notre travail, liées à ce type d'études, sont :

> **la non comparabilité des populations**

Une des principales conséquences du type de notre étude est l'absence de comparabilité stricte des deux populations. La création de la filière d'accueil s'est accompagnée d'une inévitable sélection des patients, dont les caractéristiques diffèrent nécessairement de la population admise en première intention aux urgences : population plus jeune, plus grande proportion d'hommes, gravité clinique plus importante (évaluée sur le score de Glasgow et les critères de gravité). Ces différences entre les 2 populations étudiées induisent probablement des biais statistiques difficiles à estimer, malgré l'ajustement de l'analyse multivariée sur les principaux critères (âge, sexe, gravité) susceptibles d'intervenir.

> **les biais possibles : évolution des pratiques, situation locale**

Les résultats doivent être interprétés avec prudence, puisque l'étalement du recueil des données pendant plusieurs années peut mettre en évidence des différences liées à l'évolution des pratiques de soins dans un même établissement avec le temps, et cela indépendamment de toute action spécifique. Il est également difficile de généraliser nos conclusions qui reflètent la réalité locale, très différente dans d'autres régions pour des raisons démographiques ou sociales, ou en raison d'habitudes médicales.

> **l'absence de suivi à long terme**

Dans les essais multicentriques, le bénéfice des UNV sur la survie a été démontré le plus souvent à 3 mois ou à 6 mois et confirmé à un an. Les différentes études thérapeutiques en pathologie neurovasculaire (thrombolyse, chirurgie des hématomes) comportent un critère de jugement d'évolution tardive entre 3 mois et un an. Or, les 2 séries de patients étudiées dans notre travail n'avaient été suivies que jusqu'à l'issue de l'hospitalisation, sauf ceux ayant bénéficié d'une thrombolyse intraveineuse. Les tendances évolutives mises en évidence après modification des pratiques de soins ne peuvent avoir de réelle pertinence que si elles sont confirmées par le suivi prolongé des patients. Le recueil des données concernant l'évolution et le devenir devrait être effectué prospectivement à un an après la structuration de l'UNV afin d'en évaluer l'utilité.

VI-CONCLUSION

La pathologie vasculaire cérébrale dont la prise en charge est relativement standardisée, est une pathologie « traceuse », révélatrice de la qualité des soins dans notre pays. Il est actuellement évident qu'une majorité de patients ne reçoit pas les soins nécessaires, alors que presque tous sont hospitalisés, ce qui implique une mauvaise utilisation des ressources. La structuration des filières de soins multidisciplinaire, du domicile au domicile, est nécessaire en parallèle du développement des thérapeutiques d'urgence pour garantir aux patients l'absence de perte de chance.

Notre travail montre que la mise en place d'une filière d'accueil direct des AVC s'est accompagnée d'une amélioration nette de la prise en charge : mobilisation du SAMU à l'échelon local et régional, diminution significative des délais de prise en charge et d'imagerie, accès à la thrombolyse avec de bons résultats, prise en charge de tous les patients dans un service adapté, diminution de la DMS, diminution de la proportion de patients ayant une mauvaise évolution. Elle permet un avis neurologique spécialisé précoce. Globalement cette prise en charge semble plus adaptée que celle observée en 2002 dans la région Centre, la filière ayant permis d'améliorer les principales faiblesses de la prise en charge régionale. Ceci représente une étape intermédiaire avant la définition d'unités de soins spécifiques de la pathologie vasculaire cérébrale dans les différents centres hospitaliers régionaux, autour d'une UNV de référence logiquement située au CHU.

Malgré les limites méthodologiques d'une comparaison avant/après, nos résultats sont encourageants pour la création d'une UNV, qui devrait permettre d'améliorer la qualité des soins, et d'avoir un réel impact économique s'intégrant dans le contrôle des dépenses de santé. Cette UNV fonctionnera sur les mêmes bases que la filière actuelle, mais avec un regroupement géographique des soins au sein du service de neurologie, une disponibilité en lits et en personnel plus importante, des protocoles standardisés pour l'ensemble de la prise en charge, et sans doute un accès plus facile aux examens complémentaires, dont l'IRM en phase aiguë.

Au vu de ces résultats, la future UNV devrait permettre de répondre localement aux recommandations et objectif actuels de la prise en charge de l'AVC (Leys et al, 1999) :

> ➢ en *donnant aux patients de plus grandes chances de survie et de récupération*
> ➢ en *assurant la prise en charge optimale des affections confondues avec l'AVC,*

- ➢ en *optimisant l'organisation de la filière de soins,*
- ➢ en *réduisant les coûts de prise en charge de l'AVC,*
- ➢ en *améliorant l'accessibilité au traitement thrombolytique,*
- ➢ et en *informant les tutelles sur les besoins de la population.*

REFERENCES BIBLIOGRAPHIQUES

A.

-Adams HP, Bendixen BH, Kappelle LJ, Biller J, Love BB, Gordon DL, and al. Classification of subtype of acute ischemic stroke. Definitions for use in a multicenter clinical trial. TOAST. Trial of Org 10172 in Acute Stroke Treatment. *Stroke* 1993; 24:35-41

-Adams HP, Davis PH, Leira EC, et al. Baseline NIHSS strongly predicts outcome after stroke. A report of the Trial of Org 10172 in Acute Stroke Treatment (TOAST). *Neurology* 1999; 53:126-131.

-Adams R, Acker J, Alberts M, Andrew L. Recommendations for improving the quality of care through stroke centers and systems: an examination of stroke center identification options. *Stroke* 2002;33:E1-E7

-Albers GW, Amarenco P, Easton JD et al. Antithrombotic and thrombolytic therapy for ischemic stroke. *Chest* 2001; 119:300S-320S

-Alberts MJ, Latchaw RE, Selman WR, Shephard T, Hadley MN, Brass LM. Recommandations for Comprehensive stroke centers. A consensus statement from the brain attack coalition. *Stroke* 2005; 36:1597-1618

-Alexandrov AV, Molina CA, Grotta JC, Garami Z, Ford SR, Alvarez-Sabin J. Ultrasound-enhanced systemic thrombolysis for acute ischemic stroke. *N Engl J Med* 2004; 351:2170-2178

-ANAES. Recommandations médicales et paramédicales pour la prise en charge de l'accident vasculaire cérébral, 2002.

-Astrup J, Sieso BK, Symon L. Thresholds in cerebral ischemia - the ischemic penumbra. *Stroke* 1981; 12:723-725

B.

-Bamford J, Sanderock P, Dennis M, Warlow C, Jones L, McPherson K, and al. A prospective study of acute cerebrovascular disease in the community: the Oxfordshire Community Stroke project 1981-1986: methodology, demography, and incident cases of first-ever stroke. *J Neurol Neurosurg Psychiatry* 1988; 51:1373-1380

-Bamford J, Dennis M, Sandercock P, Burn J, Warlow C. The frequency, causes and timing of death within 30 days of a first stroke: the Oxfordshire Community Stroke Project. *J Neurol Neurosurg Psychiatry* 1990; 53:824-9.

-Bamford J, Sandercock P, Dennis M, Burn J, Warlow C. "Classification and natural history of clinically identifiable subtypes of cerebral infarction". *Lancet* 1991; 337:1521-6

-Barber PA, Zhang J, Demchuk AM, Hill MD, Buchan AM. Why are stroke patients excluded from t-PA therapy? An analysis of patient eligibility. *Neurology* 2001; 56:1015-1020

-**Baron JC.** The pathophysiology of acute cerebral ischemia: clinical approach using physiologic imaging. *Rev Neurol* 1999; 155:639-643

-**Barsan W, Brott T, Broderick J, Haley E, Levy D, Marler J.** Time of hospital presentation in patients with acute stroke. *Arch Intern med* 1993; 153:2558-2561

-**Beech R, Ratcliffe M, Tilling K, Wolfe C.** Hospital services for stroke care: a European perspective. *Stroke* 1996; 27:1958-1964.

-**Bergman L, van der Meulen JH, Linberg M, Hablena JD.** Cost of medical care after first ever stroke in the Netherlands. Stroke 1995;26;1830-1836

-**Bonita R.** Epidemiology of stroke. *Lancet* 1992; 339: 342-344

-**Bonita R, Solomon N, Broad JB.** Prevalence of stroke and stroke-related disability: estimates from the Auckland Stroke Study. *Stroke* 1997;28:1898-1902

-**Bonnaud I, Giraudeau B, Julié V, Soulat L, Beaufils JM, Brock T, and al.** Enquête observationnelle: les accidents vasculaires cérébraux aux urgences en région Centre (étude AVC Centre). *Rev Neurol* 2005;161:311-317

-**Bowen J, Yaste C.** Effect of a stroke protocol on hospital costs of stroke patients. *Neurology* 1994; 44:1960-1964

-**Burgin WS, Staub L, Chan W et al.** Acute stroke care in non-urban emergency department. *Neurology* 2001; 57:2006-2012

C.
-**Chen ZM, Sandercock P, Pan HC, Counsell C, Collind R, Liu LS, et al.** Indications for early aspirin use in acute ischemic stroke a combined analysis of 40000 randomized patients from Chinese Acute Stroke Trial and the International Stroke Trial. *Stroke* 2000; 31:1240-1249.

-**Circulaire ministérielle** DHOS/DGS/DGAS/n°517 du 3 novembre 2003 relative à la prise en charge des accidents vasculaires cérébraux. Recommandations pour la pratique clinique.

-**Collin C, Wade DT, Davies S, Horne V.** The Barthel ADL Index: a reliability study. *Int Disability Study*.1988; 10:61-63

-**Coull BM, Williams LS, Goldstein LB, Meschia JF, Heitzman D, Chaturvedi S, Johnston KC, et al.** Anticoagulants and antiplatelet agents in acute ischemic stroke: report of the Joint Stroke Guideline Development Committee of the American Academy of Neurology and the American Stroke Association (a division of the American Heart Association). *Neurology* 2002; 59:13-22

D.
-**Derex L, Adeleine P, Nighghossian N, Honnorat J, Trouillard P.** Factors influencing early admission in a french stroke unit. *Stroke* 2002, 33:153-159.

-Devroey D, Van Casteren V, Buntinx F. Registration of stroke trhough the Belgian sentinel network and factors influencing stroke mortality. *Cerebrovasc Dis* 2003;16:272-279.

-Douglas VC, Tong DC, Gillum LA, Zhao S, Brass LM, Dostal J, Johnston SC. Do the brain attack coalition's criteria for stroke centers improve care for ischemic stroke? *Neurology* 2005; 64:422-427

-Duffy BK, Phillips PA, Davis SM, Donnan GA, Vedadhagi ME. Evidence-based care and outcomes of acute stroke managed in hospital specialty units. *Med J Aust* 2003; 178:318-23.

E.
-European Stroke Initiative (EUSI) Recommandations for stroke management. *Cerebrovasc Dis* 2000; 10 suppl: 1-34

F.
-Ferro JM, Melo TP, Oliveira V, Crespo M, Canhao P, Pinto AN. An analysis of the admission delay of acute strokes. *Cerebrovasc Dis* 1994; 4:72-75

G.
-Giroud M, Beuriat P, D'Athis P, Dussere L, Dumas R. Les accidents vasculaires cérébraux dans la population dijonnaise. *Rev Neurol* 1989 ; 145 :221-7

-Goldstein LB, Samsa GP. Reliability of the NIHSS. Extension to non-neurologist in the context of a clinical trial. *Stroke* 1997; 28:307-310.

-Goldstein LB, Matchar DB, Hoff-Lindquist J, Samsa GP, Horner RD. VA Stroke Study: neurologist care is associated with increased testing but improved outcomes. *Neurology* 2003; 61:792-796.

-Gubitz G, Sandercock P, Counsell C. Antiplatelet therapy for acute ischemic stroke (Cochrane review). In: *The Cochrane Library*, Issue 1, 2003. Oxford: Update Software.

H.
-Hacke W, Bogousslavsky J, Kaste M, Olsen TS, Orgogozo JM for the EUSI. Executive Committee. Acute treatment of ischemic stroke. *Cerebrovascular Disease* 2000; 10:22-23

-Hacke W, Donnan G, Fieschi C, Kaste M, von Kummer R, Broderick JP. Association of outcome with early stroke treatment: pooled analysis of ATLANTIS, ECASS, and NINDS rt-PA stroke trials. *Lancet* 2004;363:768-774

-Handschu R, Garling A, Heuschmann P, Kolominski-Rabas P, Erbguth F, Neundorfer B. Acute stroke management in the local general hospital. *Stroke* 2001; 32:866-870

-Hankey GJ. Stroke : how large a public health problem, and how can the neurologist help? *Arch Neurol* 1999; 56:748-754.

-Hankey GJ, Warlow CP. Treatment and secondary preventions of stroke : evidence costs and effects in individuals populations. *Lancet* 1999; 354:1457-63

-Harraf F, Sharma A, Brown M, Lees K, Vass R, Karla L. A multicentre observational study of presentation and early assessment of acute stroke. *BMJ* 2002; 325:17-21

-Heuschmann PU, Berger K, Misselwitz B, Hermanek P, Leffmann C, Adelmann M, et al. Frequency of thrombolytic therapy in patients with acute ischemic stroke and the risk of in-hospital mortality: the German Stroke Registers Study Group. *Stroke* 2003; 34: 1106-1113.

-Heuschmann PU, Kolominsky-Rabas PL, Misselwitz B, Hermanek P, Leffman C, and al. Predictors of in-hospital mortality and attributable risks of death after ischemic stroke: the german stroke registers study group. *Archives of Internal medicine* 2004; 164:1761-1768.

-Hommel M, Jaillard A, Besson G. Filières de soins, unités d'urgences cérébrovasculaires. *Rev Neurol* 1999 ; 155 :9, 666-669.

I.
-Indredavik B, Slordahl SA, Bakke F, Rokseth R, Haheim LL. Stroke unit treatment. Long term effects. *Stroke* 1997; 28:1861-6.

-Indredavik B, Bakke F, Slordahl SA, Rokseth R, Haheim LL. Stroke unit treatment. 10 year follow up. *Stroke* 1999; 30:1524-1527

-Indredavik B, Fjartoft H, Ekeberg G, Loge D, and Morch B. Benefit of an extended stroke unit service with early supported discharge: a randomized, controlled trial. *Stroke* 2000; 31:2989-299

-International Sroke Trial Collaborative Group. The International Stroke Trial (IST) : a randomized trial of aspirin, subcutaneaous heparin, both, or neither among 19435 patients with acute ischemic stroke. *Lancet* 1997; 349:1569-1581

J.
-Jorgensen HS, Nakayama H, Raaschou H, Larsen K, Hubbe P, Olsen T. The effect of a stroke unit: reductions in mortality, discharge rate to nursing home; length of hospital stay and cost. *Stroke*1995; 26:1176-1182

-Jorgensen HS, Kammersgaard LP, Nakayama H, Raaschou HO, Larsen K and al. Treatment and rehabilitation on a stroke unit improves 5 years survival: a community based study. *Stroke* 1999; 30:917-923.

-Jorgensen HS, Kammersgaard LP, Houth J, Nakayama H, Raaschou HO, Hubbe P, Olsen TS. Who benefits from treatment and rehibilitation in Stroke Unit? Community based study. *Stroke* 2000; 31:434-439

K.
-Kaste M, Folgelholm R, Rissanen A. Economic burden of stroke and the evaluation of new therapies. *Public Health* 1998; 112: 103-112

-Kapral MK, Fang J, Hill MD, Silver F, Richard J, and Jaigobin C. Sex differences in stroke care and outcomes: results from the Registry of the Canadian Stroke Network. Stroke 2005; 36:809-814

-Klijn CJ, Hankey GJ. American Stroke Association and European Stroke. Management of acute ischaemic stroke: new guidelines from the American Stroke Association and European Stroke Initiative. *Lancet Neurol* 2003; 2:698-701

-Kolominsky-Rabas PL, Sarti C, Heuschman PU, Graf C, Siemonsen S, Neundoerfer B, Katalinic A, Lang E, Gassmann KG, von Stockert TR. A prospective community-based study of stroke in Germany--the Erlangen Stroke Project (ESPro): incidence and case fatality at 1, 3, and 12 months. *Stroke* 1998; 29 2501-6

-Krespi Y, Gurol ME, Coban O, Tuncay R, Bahar S. Stroke unit versus neurology ward. A before and after study. *J Neurol* 2003; 250:1363-1369

L.
-Lacy CR, Suh D-C, Bueno M, Kostis JB. Delay in presentation and evaluation for acute stroke: Stroke registry for outcomes knowledge and epidemiology (SROKE).*Stroke* 2001;32:63-69

-Langhorne P, Dennis M. Stroke units: an evidence based approach. *BMJ Books* 1999, Londres.

-Larrue V, Amarenco P, Caussanel JP, Ducrocq X, Lucas C, Mahagne MH, et al. Société française neurovasculaire. Recommandations pour l'utilisation du traitement thrombolytique intra-veineux dans l'accident ischémique cérébral. *Rev Neurol* 2000; 156: 1178-85

-Leys D. 7 reasons for hospitalizing stroke patients in special treatment units. *Presse Med* 1999; 28:181-183

-Liberato B, Prabhakaran S, Sacco RL. Evolving concepts regarding transient ischemic attacks. *Curr Atheroscler Rep* 2005;7: 274-279

M.

-Mayer SA, Brun NC, Begtrup K, Broderick J, Davis S, Diringer MN, et al. Recombinant activated factor VII for acute intracerebral hemorrhage. *N Engl J Med* 2005; 352:777-85.

-Mendelow AD, Gregson BA, Fernandes HM, Murray GD, Teasdale GM, Hope DT. Early surgery versus initial conservative treatment in patients with spontaneous supratentorial intracerebral haematomas in the International Surgical Trial in Intracerebral Haemorrhage (STICH): a randomised trial. *Lancet* 2005; 365:387-97

-Mitchell JB, Ballard DJ, Whisnant JP, Ammering CJ, Samsa GP, Matchar DB. What role do neurologists play in determining the costs and outcomes of stroke patients? *Stroke* 1996;27:1937-1943

-Moulin T, Tatu L, Crepin Leblond T, Chavot D, Berges S, Rumbach L. The Besançon sytoke registry: an acute stroke registry of 2500 consecutives patients. *Eur Neurol* 1997, 38:10-20.

N.
-Nakayama H, Jorgensen HS, Raaschou HO, Olsen TS. The influence of age on stroke outcome. The Copenhagen Stroke Study. *Stroke* 1994; 25:808-813

-National Institute of Neurological Disorders and stroke rt-PA stroke study group. Tissue plasminogen activator for acute ischemic stroke. *New Eng J med* 1995; 333: 1581-87

-Nighoghossian N, Hermier M, Adeleine P, Derex JF, Dugor JF and Philippeau F, et al. Baseline magnetic resonance imaging parameters and stroke outcome in patients treated by intravenous tissue plasminogen activator. *Stroke* 2003; 34:458-463

-Norris JW, Hachinski VC. Misdiagnosis of stroke. *Lancet* 1982; *1:323*-331

O.
-Ott A, Breteler MM, de Bruyne MC, van Harskamp F, Grobbee DE, Hofman A. Atrial fibrillation and dementia in a population-based study. The Rotterdam Study. *Stroke* 1997; 28:316-32

P.
-Phillips SJ, Eskes GA, Gubitz GJ, and on Elizabeth II. Description and evaluation of an acute stroke unit. *CMAJ* 2002;167

R.
-Ronning OM, Guldvog B. Stroke units versus general medical wards, I: 12 and 18 month survival:a randomized controlled trial. *Stroke* 1998; 29:58-62

-Ronning OM, Guldvog B. Stroke unit versus general medical wards, II: neurological deficits and activities of daily living. A quasi-randomized controlled trial. *Stroke* 1998; 29:586-590.

-Ronning OM, Guldvog B, Staven K. The benefit of an acute stroke unit in patient with intracranial haemorrhage : a controlled trial. *J Neurol Neurosurg Psychiatry* 2001; 70:631-634

S.
-Sacco RL. Risk factors, outcomes, and stroke subtypes for ischemic stroke. Neurology 1997;49:S39-44

-Samanci N, Dora B, Kizilay F, Balci N, Ozcan E, Arman M. Factors affecting one year mortality and functional outcome after first ever ischemic stroke in the region of Antalya, Turkey (a hospital-based study). *Acta Neurol Belg* 2004; 104:154-160

-Sharma C, Hasson MS, Butcher C. How well does Oxfordshire Community Stroke Project classification predict the site and size of infarct of brain imaging? *J Neurol Neurosurg Psychiatry* 2001; 70:567

-Shekelle PG, Woolf SH, Eccles M, Grimshaw J. Clinical guidelines: developing guidelines. *BMJ* 1999; 318:593-596

-Shellinger PD, Chalela JA, Kang DW, Latour LL, Warach S. Diagnostic and prognostis value of early MRI imaging vessels signs in hyperacute stroke patients imaged <3 hours and treated with recombinant tissue plasminogen activator. *AJNR* 2005; 26:618-624

-Singer OC, Dvorak F, du Mesnil de Rochemont R, Lanfermann H, Sitzer M, Neumann-Haefelin T. A simple 3-item Stroke scale. Comparison with the national institutes of health stroke scale prediction of middle cerebral artery occlusion. *Stroke* 2005; 36:773-776

-Société Française Neurovasculaire. Recommandations pour la création d'Unités Neurovasculaires. *Presse Med* 2000; 20 :2240-48

-Spieler JF, Lanoe JL, Amarenco P. Socioeconomic aspects of postacute care for patients with brain infarction in France. *Cerebrovasc Dis*. 2002; 13:132-41

-Spieler JF, Amarenco P. Socio economic aspects of stroke management. *Rev Neurol* 2004; 160:1023-1028

-Stavem K, Ronning OM. Survival of unselected stroke patients in a stroke unit compared with conventional care. *QJM* 2002; 95:143-52

-Stegmayr B, Asplund K, Hulter-Asberg K, Norrving B, Peltonen M, Terent A, et al. Stroke unit in their natural habitat. Can results of randomized trials be reproduced in routine clinical practice? *Stroke* 1999; 30:709-714

-Stroke Unit Trialists' Collaboration. Collaborative systematic review of the randomised trials organised in patients (stroke unit) care after stroke. *BMJ* 1997; 314:1151-1159

-Stroke Unit Trialists' Collaboration. How do stroke units improve patient outcome? A collaborative systematic review of the randomized trial. *Stroke* 1997; 28:2139-2144

-Stroke Unit Trialists' Collaboration. A systematic overview of specialist multidisciplinary team (stroke units) care for strke in patients. *The Cochrane Library* 1999. Oxford, UK:Update Software

-Sussman BJ, Fitch TSP. Thrombolysis with fibrinolysis in cerebral arterial occlusion. *JANN Med Assoc* 1958; 167: 1705-9.

T.
-The European Ad Hoc Consensus Group. Optimizing intensive care in stroke. A european perspective. *Cerebrovasc Dis* 1997; 7:113-128

-The members of the Lille Stroke Program. Misdiagnoses in 1250 consecutive patients admitted in acute stroke unit. *Cerebrovasc Dis* 1997; 7:284-8

-Thorvaldsen P, Asplund K, Kuulasmaa K, Rajakangas A, Schroll M. Stroke incidence, case fatality, and mortality in the WHO MONICA project. *Stroke* 1995;26:361-367.

V.
-**Van Straten, van der Meulen JH, van den Bos GA, Limburg M**. Length of hospital stay and discharge delays in stroke patients. *Stroke* 1997; 28:137-40

W.
-**Wade DT**. Services for people with stroke. *Qual Health Care* 1993; 2:263-266

-**Wardlaw JM**. Overview of Cochrane thrombolysis metaanalysis. *Neurology* 2001; 57:S69-76

-**Warlow C, Sudlow C, Dennis M, Wardlaw J, Sandercock P**. Stroke. *Lancet* 2003; 362 :1211-24

-**Wein TH, Staub L, Felberg R, et al**. Activation of emergency medical services for acute stroke in a non urban population : the TLL Temple Foundation Stroke project. *Stroke* 2000;31:1925-1928

-**Weir NU, Buchan AM**. A study of the workload and effeciveness of a comprehensive acute stroke service. *J Neurol Neuorsurg Psychiatry* 2005;76:863-865

-**Woimant F, et al** : Organisation des structures de soins dans la pathologie neuro-vasculaire de la Société Française Neuro-Vasculaire. Prise en charge des AVC en France. Aspects actuels et perspectives. *Rev Neurol* 1999; 156 (suppl 1):1S 143

-**Woimant F, Hommel M. Pour la société française neurovasculaire**. Recommandations pour la création d'Unités neuro-vasculaires. *Rev Neurol* 2001 ; 157:1447-1456

-**Woimant F, de Broucker T, Vassel P**. Groupe de travail « organisation des structures de soins dans la pathologie neuro-vasculaire » de la Société francaise neuro-vasculaire (2003). Prise en charge des accidents vasculaires cérébraux en France métropolitaine. Résultats de 3 enquêtes nationales. *Rev Neurol* 2003; 159: 543-551.

Y
-**Yoneda Y, Uehara T, Yamasaki H, Kita Y, Tabuchi M, Mori E**. Hospital-based study of the care and cost of acute ischemic stroke in Japan. *Stroke* 2003;34:718-24

ANNEXES

ANNEXE 1. L'AVC: rappels et définitions

➤ **Définitions**. Sur le plan physiopathologique il existe deux types d'AVC : l'AVC ischémique (80 à 85 % des cas) et l'AVC hémorragique (dont 15 % d'hémorragies intraparenchymateuses et 5 % d'hémorragies méningées). Par définition, un Accident ischémique transitoire (AIT) est un déficit neurologique d'origine ischémique à début brutal mais régressant spontanément en moins de 24 heures (Sacco et al, 1997). C'est une entité actuellement discutée, la durée de l'AIT étant en réalité dans 60 % des cas le plus souvent inférieur à une heure (Sacco et al, 1997; Liberato et al, 2005). L'AIT précède 15 à 30 % des infarctus cérébraux, et le risque d'AVC constitué est évalué à 10% les 3 mois suivant un AIT (Woimant et al, 2000). Le diagnostic d'AVC ou d'AIT doit être évoqué devant toute symptomatologie neurologique focale d'installation brutale : faiblesse, paralysie, engourdissement, perte de sensibilité du bras ou de la jambe; diminution ou perte de la vision d'un œil ; perte soudaine de la parole, ou difficulté pour parler ou comprendre, trouble de l'articulation ; instabilité de la marche inexpliquée, trouble de l'équilibre, vision double. Le diagnostic est parfois difficile, 15 à 20% des suspicions d'AVC s'avérant finalement correspondre à une autre pathologie (Warlow, 2003).

➤ **Principaux facteurs de risque**. L'hypertension artérielle (HTA) est le principal facteur de risque d'ischémie et d'hémorragie cérébrales, avec un risque relatif (RR) de 3 à 4, suivie du diabète (RR de 2 à 3), du tabagisme (RR de 1,5 à 2), et de l'hypercholestérolémie (1,5 à 2).

➤ **Etiologies des AVC**. L'accident vasculaire cérébral ischémique (ou « stroke » en anglais) est du à une occlusion brutale d'une artère cérébrale. La symptomatologie clinique dépend du territoire cérébral et des structures anatomiques vascularisées par l'artère occluse. Les principales étiologies de l'ischémie cérébrale sont : l'embolie d'origine athérothrombotique (sténose des gros troncs artériels supra-aortiques) dans 20 à 25% des cas, l'embolie d'origine cardiaque dans 20 à 25% des cas, l'occlusion d'une artériole cérébrale (pathologie des petites artères) dans 15 à 20 % des cas, et d'autres étiologies rares (dissection, vascularites...) dans 5% des cas. Enfin, aucune étiologie n'est retrouvée dans près de 25 % des cas. L'HTA chronique est responsable de 80 % des hématomes, et particulièrement des hématomes profonds (capsule interne, noyaux gris profonds), par dégénérescence de la média artérielle et formation de microanévrysmes. Les localisations les plus fréquentes sont le putamen (40%), le thalamus (10 à 20%), et le cervelet.

➢ **Classifications.** Afin de pouvoir classifier de façon standardisée les accidents vasculaires en fonction du tableau clinique et du mécanisme physiopathologique, et comparer les études épidémiologiques, des classifications internationales ont été élaborées :

-la classification de **l'Oxfordshire Community Stroke Project** (OCSP) est une classification clinique qui permet de distinguer les AVC ischémiques uniquement sur la présentation clinique (Bamford et al, 1988 ;1991):

- LACS pour Lacunar syndrome (déficit moteur ou sensitif pur, ou ataxie hémiparétique, ou dysarthrie-main malhabile)
- TACS pour Total anterior circulation syndrome (triade hémiparésie, aphasie ou autre signe cortical et hémianopsie latérale homonyme)
- PACS pour partial anterior circulation (deux signes de TACS, ou aphasie isolée ou signe d'atteinte pariétale)
- POSC pour posterior circulation syndrome (signes cérébelleux ou HLH isolée ou signe d'atteinte du tronc cérébral)

Les patients sont classés comme « Syndrome » avant l'imagerie et comme « Infarct » après le scanner, en l'absence d'hématome (LACI, TACI, PACI et POCI). Cette classification a montré une forte valeur prédictive de la taille et de la localisation de l'ischémie cérébrale (Sharma et al, 2001).

-la classification **TOAST** (Trial of Org 10172 in Acute Stroke Treatment) permet de classer les AVC ischémiques selon le mécanisme et l'étiologie. Les différentes catégories sont (Adams et al, 1993) :

- athérothrombose des gros vaisseaux
- embolie d'origine cardiaque
- athérosclérose des petits vaisseaux (ou lacunes)
- autre étiologie déterminée (dissection, …)
- étiologie non déterminée

ANNEXE 2. Evaluation et scores cliniques.

Des échelles cliniques standardisées permettent de quantifier l'atteinte neurologique et d'établir un score neurologique rapidement et de façon reproductible, dans la pathologie neuro-vasculaire. L'évaluation standardisée est indispensable, notamment dans le cadre d'essais thérapeutiques. Ces échelles sont sensibles, reproductibles, utiles dans la surveillance des AVC, aussi bien à la phase aiguë qu'à distance (évaluation du degré de handicap et de l'autonomie). Les échelles les plus fréquemment utilisées pour évaluer le pronostic et l'évolution à court et moyen terme sont le score de Glasgow et l'échelle du National Institutes of Health Stroke Scale (NIHSS), qui sont des échelles analytiques (mesures de déficience neurologiques), et le score de Rankin modifié (mRS) et l'index de Barthel (échelles fonctionnelles mesurant l'incapacité : score de Rankin et index de Barthel).

-**score de Glasgow** : score non spécifique qui évalue essentiellement l'état de vigilance, le plus souvent utilisé dans un contexte neurotraumatologique et neurochirurgical. Il permet une évaluation rapide et standardisée de l'état de vigilance, basée sur trois types de réponses : l'ouverture des yeux (E), la réponse verbale (V) et la réponse motrice (M) : cf Annexe 1. Un score de Glasgow inférieur ou égal à 8 définit un coma. Il permet une évaluation de la gravité initiale de l'AVC (troubles de la vigilance : Glasgow<11), corrélée au devenir et à la mortalité des patients (Devroey et al, 2003 ; Samanci et al, 2004).

E : Ouverture des yeux	V : Réponse verbale	M : Réponse motrice
4. spontanée 3. aux ordres 2. à la douleur 1. nulle	5. patient orienté 4. patient confus 3. propos délirants 2. inintelligible 1. pas de réponse	6. obéit aux ordres simples Stimulation douloureuse : 5. geste adapté, localise la douleur 4. mouvement de retrait 3. flexion stéréotypée 2. extension stéréotypée 1. aucune réponse

- Glasgow < 11 : troubles de la vigilance
- Glasgow < 8: coma

-le **National Institute for Health Stroke Scale (NIHSS)** est actuellement le score clinique de référence pour évaluer les patients atteints d'AVC en phase aiguë, et particulièrement pour les patients pouvant bénéficier d'une thrombolyse (Goldstein et al,

1989 ; 1997). La bonne reproductibilité inter et intra-observateur du NIHSS en fait également le score de référence pour le suivi des patients (Goldstein et al, 1997). Sa valeur prédictive est démontrée : le score mesuré dans les premières heures est corrélé au handicap mesuré à distance de l'accident vasculaire et au volume final de l'infarctus cérébral (Adams et al, 1999). C'est une échelle en 42 points mesurant différents déficits neurologiques et leur sévérité : niveau de conscience, vision, motricité des membres supérieurs et inférieurs, coordination des mouvements, langage, articulation. Son temps de passation est inférieur à 7 minutes et son utilisation par d'autres médecins que les neurologues est validée, ce qui en fait un outil adapté à l'évaluation des patients aux urgences et au domicile, mais encore insuffisamment utilisé en pratique clinique.

- Le score NIHSS (National Institute of Health Stroke Scale)

Conscience :
0. Conscient
1. Somnolent, réveillable avec des stimulations minimales
2. Somnolent, ne répond qu'aux stimulations douloureuses
3. Coma

Demander au patient le mois et son âge :
0. Répond correctement aux deux
1. Réponse correcte à un item
2. Réponse incorrecte

Demander de fermer les yeux, serrer la main
0. Fait les deux correctement
1. Exécute un seul ordre
2. Ne fait rien

Anomalies du champ visuel
0. Champ visuel normal
1. Hémianopsie partielle
2. Hémianopsie complète
3. Atteinte bilatérale (cécité corticale)

Paralysie faciale
0. Absente
1. Asymétrie minime
2. Paralysie partielle (atteinte du facial inférieur)
3. Paralysie complète d'un ou deux côtés (atteinte faciale supérieure et inférieure)

Fonction motrice du membre supérieur (à faire 2 fois : droit et gauche)
0. Normale : étend à 90° pendant 10 secondes sans chute
1. Chute avant 10 secondes
2. Effort possible contre gravité
3. Pas d'effort possible contre gravité
4. Pas de mouvement
9. Intestable (amputé, immobilisé)

Fonction motrice du membre inférieur (à faire 2 fois : droit et gauche)
0. Normale : tient à 30° pendant 5 secondes
1. Chute avant 5 secondes
2. Effort possible contre gravité
3. Pas d'effort possible contre gravité
4. Pas de mouvement
9. Intestable (amputé, immobilisé)

Ataxie
0. Pas d'ataxie
1. Ataxie d'un membre
2. Ataxie de 2 membres

Sensibilité
0. Normale
1. Légèrement diminuée : sent moins bien la piqûre
2. Hypoesthésie sévère ou anesthésie

Langage
0. Pas d'aphasie
1. Aphasie modérée (discret manque du mot)
2. Aphasie sévère (discours peu intelligible)
3. Mutique

Dysarthrie
0. Articulation normale
1. Diminution de l'articulation
2. Discours inintelligible
9. Intubé ou autre cause mécanique

Négligence
0. Pas de négligence
1. Extinction à un mode
2. Négligence sévère à plusieurs modes

- Pour l'évaluation à distance d'un AVC (3 mois, un an), les essais cliniques utilisent des scores d'autonomie dont les plus fréquents sont **l'échelle de Rankin** modifié (Figure 6) et **l'index de Barthel** modifié (Figure 7). L'échelle de Rankin évalue de façon simple l'autonomie, principalement par rapport à la marche, en six points. Le score de 0 correspond à l'absence de symptôme, le score > 3 définit l'indépendance. L'index de Barthel est un échelle d'évaluation d'autonomie en 20 items, cotée sur 100 (Index de Barthel > 60 : contrôle sphinctérien, toilette et alimentation seul, déplacement sans aide ; Barthel > 85 : le patient peut s'habiller, effectuer seul les transferts lit fauteuil, Barthel = 100 : indépendance complète).

Figure 6-Echelle de Rankin modifiée (cotée de 1à 6)

0 = aucun symptôme

1 = pas de handicap significatif, malgré quelques symptômes. Le patient est capable de réaliser toutes ses activités quotidiennes antérieures

2 = léger handicap; ne peut réaliser seul toutes ses activités antérieures mais autonome pour les gestes de la vie courante

3 = handicap modéré, nécessitant l'aide d'autrui, mais capable de marcher seul sans assistance

4 = handicap important, incapable de marcher seul sans aide, et incapable de subvenir seul à ses besoins corporels

5 = handicap sévère, grabataire, incontinent, et ayant besoin de soins et d'attention constants

6=décès

Figure 7- Index de Barthel (Collin et al, 1988)

Items	Avec aide	Indépendant
1. Alimentation (avec aide si nécessaire pour couper les aliments)	5	10
2. Transfert du fauteuil au lit et retour (peut s'asseoir dans son lit)	5-10	15
3. Toilette personnelle (se laver le visage, se coiffer, se raser, se laver les dents)	0	5
4. Transfert aux et des toilettes (y compris déshabillage, s'essuyer, tirer la chasse)	5	10
5. Se baigner seul	0	15
6. Marche en terrain plat (ou si marche impossible, utilisation du fauteuil roulant)	0	5
7. Monter et descendre les escaliers	5	10
8. Habillage (y compris nouer les lacets, attacher les fermetures)	5	10
9. Contrôle intestinal	5	10
10. Contrôle vésical	5	10
Total		/100

➢ **Marqueurs de pronostic et signes de gravité :** les principaux critères de mauvais pronostic vital et fonctionnel dans l'AVC sont (Jorgensen et al, 1999) : l'âge, principalement par complications de décubitus (Nakayama et al, 1994), le sexe, les femmes ayant un plus mauvais pronostic vital que les hommes (Kapral et al, 2005) et les troubles de la vigilance initiaux (Adams et al, 2003). La présence des 3 signes cliniques « troubles de la vigilance », «déviation tonique de la tête et des yeux », « atteinte motrice du membre inférieur », ayant montré une bonne corrélation au score NIHHS, signent un AVC sévère (Singer et al, 2005), et sont des facteurs de mauvais pronostic (Heuschmann, 2004) : cf Tableau 7 ci dessous. Par ailleurs, les AVC hémorragique ont un pronostic plus péjoratif que les ischémies, et outre l'âge et le degré de vigilance, le volume de l'hématome est également un facteur prédictif de mortalité (Ronning et al, 2001).

Tableau 7. **Echelle de 3 items, d'après Singer et al (2005)**

Items		Score
Troubles de la vigilance	Aucun	0
	Modérés	1
	Sévères	2
Déviation de la tête et des yeux	Absent	0
	Incomplète	1
	Déviation forcée	2
Déficit membre inférieur	Absent	0
	Modéré	1
	Sévère	2
Score total		0-6*

*AVC sévère si score >3

ANNEXE 3. DEVENIR des AVC (d'après Bonita et al, 1997)

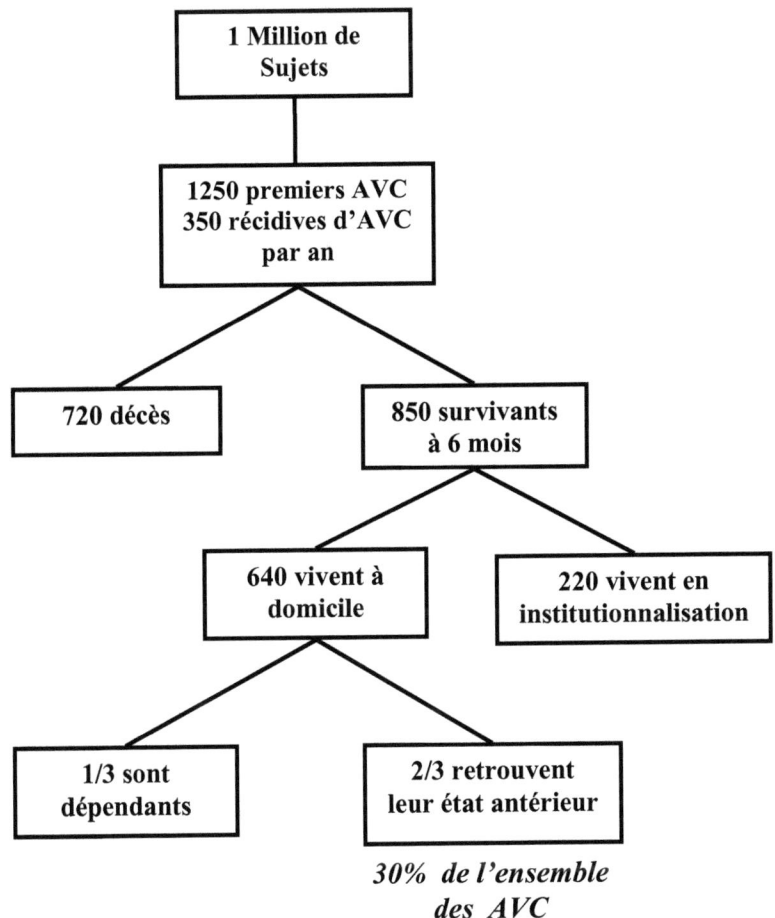

ANNEXE 4. Principaux traitements validés dans l'AVC en phase aiguë Données de la littérature

1) Aspirine : l'aspirine est le premier traitement médical à avoir prouvé son efficacité dans la pris en charge aiguë de l'AVC ischémique (International Stroke Trial Collaborative Group, 1997). Le traitement per os par aspirine dans les 48 heures suivant un AVC ischémique diminue significativement mais faiblement le risque de récurrence précoce, et augmente les chances de survie sans handicap (recommandation de Classe I, International Stroke Initial Collaborative Group). L'aspirine évite 8 à 12 décès ou dépendances pour 1000 patients traités. L'effet thérapeutique est donc modeste mais est applicable à la majorité des patients (Chen et al, 2000). La posologie journalière préconisée est comprise entre 160 et 300 mg/jour (Gubitz et al, Cochrane Review, 2003). D'après les recommandations de l'American Stroke Association et de l'American Heart Association (Grade A), tout patient présentant un AVC ischémique devrait recevoir dans les 48 heures après le début des symptômes de l'aspirine (160 ou 300 mg) (Coull et al, 2002).

La classification des Grades de recommandations est rappelée dans la figure 8.

Figure 8. Rappel des classes de preuves et grades de recommandation
(d'après Shekelle et al, 1999) :

-Classe de preuves

1a-méta-analyse d'essais contrôlés randomisés

1b-au moins un essai contrôlé randomisé

2-etude de cohortes, études cas-témoins, étude de corrélation

3-comparaison historique, observation de cas, avis d'experts

-Grades de recommandation

-A directement basée sur preuve de classe 1

-B directement basée sur preuve de classe 2 ou extrapolée de preuve de classe 1

-C directement basée sur preuve de classe 3 ou extrapolée de preuve de classe 2

2) Unité Neuro-Vasculaire (UNV) : les unités neuro-vasculaires (UNV) sont des unités dédiées, géographiquement définies, avec un personnel médical et paramédical spécifiquement formé à l'accueil direct et la prise en charge des accidents vasculaires aigus (Adams et al, 1994). Ces unités doivent disposer de l'accès à l'imagerie cérébrale 24 heures/ 24, de la présence d'un neurologue et d'une équipe multi-disciplinaire spécialisée, et l'application de protocoles diagnostiques et thérapeutiques (cf Figure 9). L'approche multidisciplinaire qui caractérise ces unités comprend le traitement médical, les soins infirmiers, la prévention des complications, la kinésithérapie, la rééducation orthophonique et la prise en charge sociale.

Figure 9. Recommandations pour les UNV (Hacke et al, for the European stroke Initiative, 2000)

Organisation et matériel requis :
-Scanner cérébral 24h/24h
-Recommandations et protocoles de traitement et de prise en charge standardisés
-Coopération entre neurologues, neurochirurgiens, radiologues
-Personnel soignant entraîné et spécifiquement formé
-Réadaptation précoce comprenant orthophonie et rééducation motrice
-Réseau de réadaptation et convalescence et organisation de filières d'aval
-Possibilité d'explorations par ultrasons rapides (24 premières heures)
-ECG, échographie cardiaque dans les 24 premières heures
-Examens biologiques (dont hématologiques) en urgence
-Monitorage de tous les paramètres vitaux
-Accès rapide à l'IRM et l'angioIRM, possibilité de séquences en diffusion
-Angioscanner, échographie transoesophagienne, transcrânienne facilement réalisables

La prise en charge en UNV évite 56 décès ou dépendances pour 1000 patients, dont 40 décès pour 1000 patients traités (Stroke Unit Trialist's Collaboration 1997; Indredavik, 1997), ce qui en fait actuellement le traitement non médicamenteux le plus efficace dans l'accident vasculaire cérébral (Langhorne et al, 1999). Le bénéfice existe pour tous les patients, quel que soient l'âge, la gravité et le type d'AVC, et est maintenu à 10 ans (Indredavik et al, 1999). D'après les recommandations de l'OMS (1996), tout patient atteint d'un AVC devrait être pris en charge dans une telle unité.

Une métaanalyse regroupant douze essais contrôlés randomisés, comparant les soins en centre spécialisé neuro-vasculaire aux soins dans un service de médecine classique, et incluant près de 2000 patients, a montré que la mortalité précoce (3 mois) était réduite de 18 %, ce bénéfice se maintenant à un an, sans augmentation du nombre de patients dépendants (Stroke Unit Trialist's Collaboration, 1997). Une diminution de 25 % du critère « décès ou institutionnalisation », et d'environ 30% du critère « décès ou dépendance » est également observée. La durée de séjour est réduite de 30% et les retours à domicile plus fréquents (Jorgensen, 1995). Environ 25 patients doivent être traités en UNV pour permettre un retour à domicile indépendant. Pour la population de la France (66 millions d'habitants), l'organisation en UNV devrait permettre d'éviter 7920 décès ou dépendances par an (Ronning et al, 1998 ; Hankey et Warlow, 1999 ; Leys, 1999). La dernière méta-analyse (Cochrane, 2003), qui a étudié 5000 patients de 23 essais cliniques (UNV versus autres services, dont neurologie générale, médecine interne ou médecine générale) confirme ce bénéfice (Tableau 8) Cette diminution de la morbidité, de la mortalité et de la durée d'hospitalisation est indépendante des traitements spécifiques à la phase aiguë comme la thrombolyse. Les raisons précises de l'effet bénéfique de l'UNV restent discutées mais plusieurs facteurs ont été avancés (Ronning et al, 1998). L'amélioration de la prise en charge tient notamment à la présence médicale 24 heures sur 24, au diagnostic précis des mécanismes de l'AVC, à la surveillance permanente à la phase initiale, à la rééducation précoce, à l'utilisation de protocoles de prévention des principales complications de l'AVC (Jorgensen, 1995 ; Stroke Unit trialist's collaboration, 1997). Ces unités ne devraient pas représenter de surcoût, compte tenu de la diminution potentielle de la durée d'hospitalisation et de l'institutionnalisation des patients (Hommel et al, 1999).

Tableau 8: Méta-analyse prise en charge en Unité Neuro-vasculaire versus prise en charge conventionnelle (Stroke unit trialists' collaboration, 1997)

Critères	RR	OR (IC 95%)	NST
Décès à un an	0,89	0,84 (0,70-0,10)	30
Décès ou institutionnalisation[1]	0,87	0,75 (0,65-0,87)	15
Décès ou dépendance [2]	0,93	0,71 (0,60-0,83)	14

1- institutionnalisation : à la fin de la période de rééducation, dans une résidence d'accueil, un service de long séjour, ou à l'hôpital

2- dépendance : score de Rankin > 2

RR : risque relatif ; OR : odds ratio

NST : nombre de sujets à traiter pour éviter un événement.

3) La thrombolyse intraveineuse (rt-PA IV)

> *Rappels physiologiques : Notions de pénombre ischémique et de fenêtre thérapeutique*

Dans la plupart des ischémies cérébrales, le mécanisme est thrombo-embolique, par occlusion d'un vaisseau et souffrance du territoire cérébral d'aval. Suite à l'occlusion artérielle, l'ischémie est un processus dynamique qui évolue dans le temps et dans l'espace. Quelques minutes après le début de l'ischémie cérébrale, les neurones soumis à un débit sanguin cérébral inférieur à 10 ml/100 g de tissu nerveux (normale autour de 50 ml/100g de tissu nerveux) meurent très rapidement par œdème cérébral, puis éclatement membranaire, c'est à dire par mort nécrotique. Ces neurones constituent la partie dite « cœur de l'infarctus ». Pour un débit compris entre 10 et 20 ml/100g de tissu nerveux, le débit est suffisant pour éviter au neurone l'éclatement membranaire, mais insuffisant pour assurer son fonctionnement. Cette zone tissulaire, où le tissu est lésé mais encore viable, a été dénommée « zone de pénombre ischémique » (Astrup et al, 1981). Cette zone de pénombre a pu être visualisée grâce aux techniques d'imagerie récentes comme l'IRM de diffusion /perfusion et la tomographie par émission de positions (TEP) (Baron et al, 1999 : cf Figure 10). Le volume final de l'infarctus est essentiellement fixé avant 6 heures d'évolution. Au delà de ce délai, la cascade de phénomènes biochimiques conduit à la mort cellulaire. Ce délai constitue donc la fenêtre thérapeutique des études expérimentales et cliniques, et la zone de pénombre représente la cible des traitements d'urgence. Ainsi l'ischémie cérébrale doit être considérée comme un processus pathologique potentiellement curable qui requiert une prise en charge urgente, dont dépend le pronostic vital et fonctionne

Figure 10: La pénombre ischémique (d'après Baron et al, 1999)

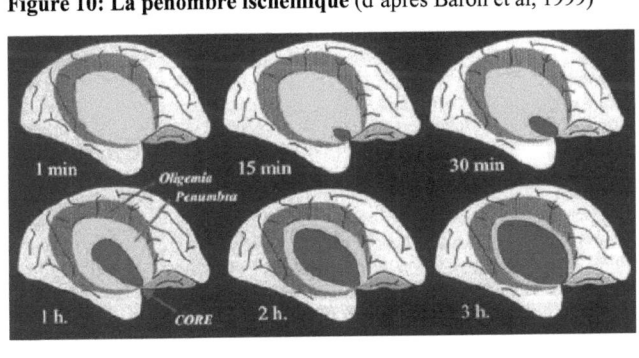

▬ Nécrose ▬ Hypoperfusion
▬ Pénombre

> ***Applications pratiques :** Un traitement spécifique de la phase aiguë*

L'objectif de la thrombolyse par voie veineuse dans l'AVC ischémique est de reperméabiliser l'artère occluse et ainsi de limiter le volume final de la zone nécrosée. La thrombolyse est donc un traitement d'urgence, conditionné par le délai au delà duquel se constitue un infarctus résiduel d'étendue maximale, ou « fenêtre thérapeutique ». Le traitement par thrombolyse intraveineuse de l'accident ischémique cérébral (AVC) a été utilisé pour la première fois en 1958 (Sussman et al, 1958), mais les modalités d'utilisation et la démonstration de son efficacité n'ont été connues et précisées que récemment. L'efficacité du traitement thrombolytique a été démontré pour le rt-PA (Actilyse ®) par voie intraveineuse dans les 3 premières heures suivant le début des symptômes, à la posologie de 0,9 mg/kg, par un essai randomisé contre placebo, l'essai américain du NINDS (1995), puis confirmé dans une métaanalyse incluant aussi les essais européens ECASS I et II. Le rt-PA, administré dans les 3 heures, évite 140 décès ou dépendances pour 1000 patients traités et diminue le nombre de décès de 12 pour 1000 patients traités (NINDS, 1995 ; Wardlaw, 2001). Le risque hémorragique dans le groupe traité est de 6% comparativement à 0,6% dans le groupe placebo, sans augmentation significative de la mortalité.

La Food and Drug Administration a autorisé le traitement par rt-PA avant la troisième heure aux Etats Unis en 1996. L'AMM européenne a été obtenue en janvier 2003. Ce traitement est désormais recommandé par de nombreuses instances nationales et mondiales, avec **un niveau de grade 1A** (Albers et al, 2001) : l'American Stroke Association (ASS), la SFNV (société française neurovasculaire), l'EUSI (European Stroke Initiative) et l'ANAES (septembre 2002),

La dernière Méta-analyse du Lancet (2004), qui inclut 2775 patients, confirme que l'Odds Ratio (OR) de bonne évolution (patient indépendant à 3 mois, Rankin = 0 à 2) augmente avec la précocité du traitement (Figure 11). Il est de :

- 2.8 [1.8-4.5] si le traitement est administré avant 90 min
- 1.6 [1.1-2.2] pour un traitement administré entre 90 et 80 min
- 1.4 [1.1-1.9] si le délai de traitement est compris entre 180 et 270 minutes ;
- 1.2 [0.9-1.5] si le délai est compris entre 270 et 360 minutes (non significatif).

Au delà de 270 minutes, le risque hémorragique élevé contre-balance le bénéfice du traitement. Dans cette méta analyse, le taux d'hémorragies symptomatiques est de 6% vs 1% dans le groupe placebo.

Figure 11: Thrombolyse IV : bonne évolution à 3 mois (Rankin 0 ou 1), en fonction du délai d'administration du traitement (Lancet, 2004)

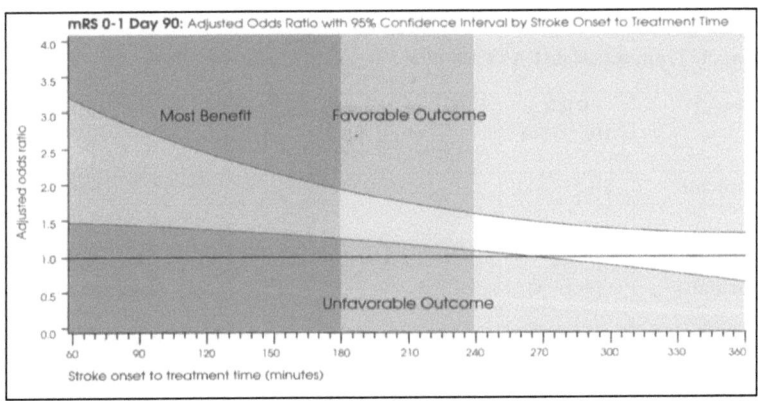

Par ailleurs, l'efficacité du traitement est observée quel que soit le sous-type de l'AVC, athérothrombotique, cardio-embolique ou lacunaire. Il s'agit donc du traitement médical actuellement le plus efficace, mais il comporte un risque hémorragique important, et ne s'applique qu'à des patients soigneusement sélectionnés. Ceci justifie le développement de filières d'accès direct à l'hôpital, l'utilisation du traitement au sein d'unités spécifiques, et le respect de procédures strictes (Larrue et al, 2000 ; Woimant et al, 2000). Les essais étant réalisés dans des centres spécialisés qui ne sont pas représentatifs de l'ensemble des structures, il est indispensable d'évaluer les résultats de la thrombolyse à l'échelle de chaque centre.

Actuellement environ moins de 5% des patients sont traités aux USA, avec de grandes disparités entre les structures (1% à 15 % selon les centres). En Europe, l'AMM reste conditionnelle et doit être réévaluée fin 2005, en fonction des résultats en terme d'efficacité et de sécurité (registre européen : SITS MOST). L'utilisation et les résultats du rt-PA sont très inégaux selon les pays. En Allemagne, la proportion de patients victimes d'un AVC et traités par rt-PA IV est ainsi passée de 2,4% à 3,4 % entre 2000 et 2003, s'accompagnant d'une réduction de la mortalité hospitalière de 27 % à 10 %. La mortalité est en partie liée à l'expérience des centres : elle est multipliée par trois dans les centre où sont traités moins de 5 patients par an (Heuschmann et al, 2003). En Suède, 15 à 20% des patients sont actuellement thrombolysés dans certains centres (Klijn CJ, 2003). Mais en France de nombreux hôpitaux ne disposent pas encore de l'expertise neurologique et des structures indispensables, limitant l'utilisation du traitement thrombolytique.

4) Les traitements validés dans l'AVC en phase aiguë sont comparés dans le Tableau 9

Tableau 9. Traitements de l'AVC en phase aigue (Méta-analyse 2004)

Traitement	RRR (IC 95%)	Décès ou dépendances évités/1000	NST	Population cible
Aspirine	3% (1-5%)	9-12	83-111	80 % (contre indications, AVC ischémiques)
Unité Neuro-vasculaire	9% (4-14%)	50-71	14-16	100% (bénéfice prouvé pour tous les patients)
Thrombolyse IV (<3 heures)	10% (5-15%)	75-140	7-13	5-10% (délai, AVC ischémique, contre indications)

IC : Intervalle de confiance

RRR : Réduction du Risque relatif (mort ou dépendance)

NST : nombre de sujets à traiter pour éviter un événement (=décès ou dépendance)

ANNEXE 5. Traitement des Hématomes intracérébraux : perspectives d'avenir

Il n'existe malheureusement pas à ce jour de traitements spécifiques validés de l'hématome intracérébral. Cependant la prise en charge en UNV a montré son efficacité quelle que soit la nature de l'AVC, et concerne donc aussi l'AVC hémorragique.

- La chirurgie

Le bénéfice et l'indication de la chirurgie évacuatrice dans les hématomes intracérébraux ont longtemps été débattus, et les études ont montré des résultats contradictoires. L'étude STICH, qui comparait la chirurgie précoce au traitement médical classique chez des patients ayant un hématome depuis moins de 72 heures, n'a pas mis en évidence de différence significative en terme de survie et de handicap à 6 mois entre les deux méthodes (Mendelow et al, 2005). Seul le sous-groupe des patients ayant un hématome à moins de 1 cm du cortex pourrait tirer un bénéfice de la chirurgie. Ces résultats confirment que la prise en charge chirurgicale n'est pas actuellement supérieure au traitement médical, en attendant le développement de nouvelles techniques (stéréotaxie, injection in situ de substances médicamenteuses).

- Nouveau traitement : intérêt du facteur VII recombinant (FVIIr)

Le mauvais pronostic des hématomes intra-cérébraux est dû notamment à la récidive hémorragique dans les 24 premières heures. Le facteur VII recombinant, utilisé pour limiter les hémorragies chez les patients atteints de troubles de la coagulation, comme l'hémophilie acquise, pourrait limiter cette récidive précoce (Mayer et al, 2005). Une étude récente a montré l'efficacité du traitement quand il est administré dans les 3 premières heures, sans augmentation significative des effets secondaires thrombotiques (Mayer et al, 2005). Le fVIIr semble limiter la progression initiale de l'hématome et améliore le pronostic vital et fonctionnel à 3 mois. Ce traitement constitue donc une avancée certaine dans la prise en charge des hématomes, mais il comprend des contraintes de temps et son innocuité doit être confirmée. Par ailleurs le coût élevé du traitement nécessite une sélection soigneuse des patients, et devra probablement être réservé dans un premier temps aux patients vus précocement.

ANNEXE 6. Carte 1 : principaux établissements de la région Centre
(données de l'ARH, 1999)

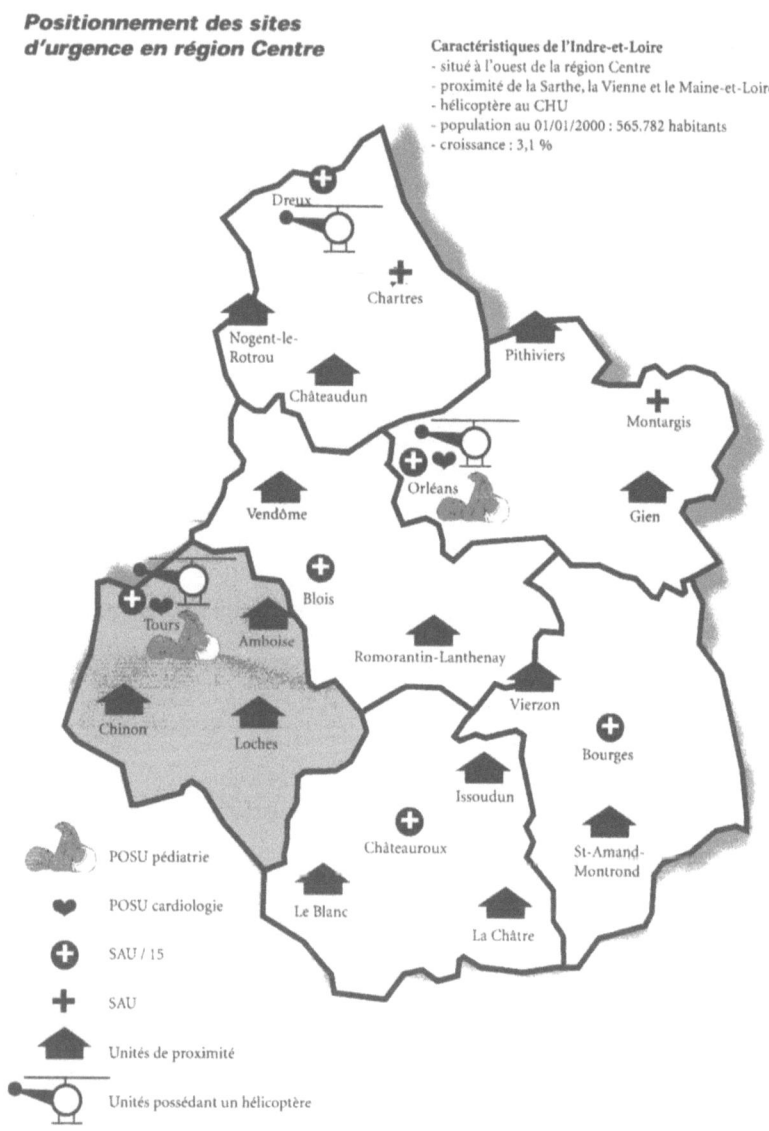

SAU : service d'accueil d'urgences

ANNEXE 6. Carte 2 : <u>Eloignement des communes de la région Centre aux principaux services d'urgence</u> (données de l'ARH, 2000)

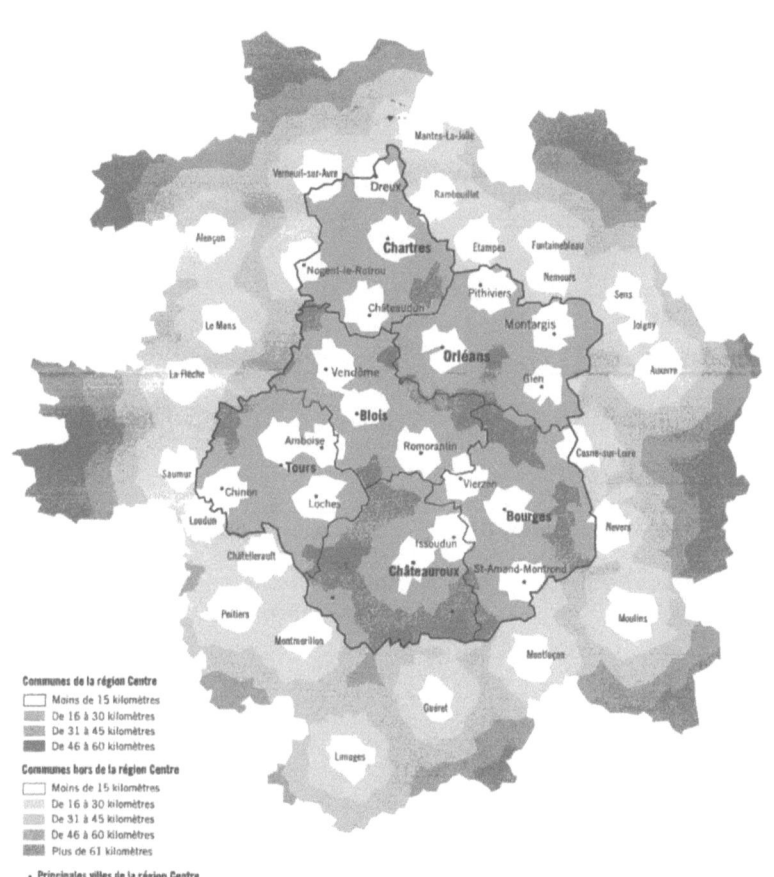

ANNEXE 7. Fiche Patient

Nom

Prénom

Date de naissance

Mode d'acheminement.. 1.SAMU
2. Pompiers
3. Ambulance privée
4. Entourage

Régulation SAMU   1.OUI   0.NON

Date et heure du début des symptômes

Arrivée dans l'UNV

Score de Glasgow à l'arrivée   E   V   M
Yeux spontanément ouverts   1.OUI   0.NON
Déviation de la tete et des yeux   1.OUI   0.NON
Soulève le membre inférieur atteint 1.OUI   0.NON

Glycémie capillaire à l'entrée   mmol/l

Heure du scanner cérébral :

Scanner cérébral effectué :   1.dans B1A   2.En neuro-radiologie

Résultat du scanner :   1. Ischémie (hypodensité)
                              2. Hémorragie (hyperdensité)
                              3. Normal
                              4. Autre

Thrombolyse   1.OUI   0.NON

Raison   1.Délai dépassé   2.Critères d'exclusion

Orientation du patient :   1.Neurologie Charcot   0.Réanimation médicale

Date et heure de sortie de l'UNV

Diagnostic final retenu :

ANNEXE 8. Procédure de thrombolyse (NINDS, 1995)

Critères d'inclusion

- Age>18 ans et <80 ans
- Déficit neurologique focal d'apparition brutale
- Début des symptômes dans les 3 heures précédentes

Critères d'exclusion :

- Début des symptômes >3 heures ou imprécis
- Déficit sévère (score NIHSS>22)
- Déficit modéré (score NIHSS<6) ou régressif
- Troubles de la vigilance
- Crises comitiales
- ATCD connu d'hémorragie cérébrale ou malformation vasculaire
- Suspicion d'hémorragie méningée ou d'endocardite
- Maladie de l'hémostase ou de la coagulation connue
- Grossesse et allaitement
- PL ou ponction artérielle d'un point incompressible<7 jours
- Chirurgie majeure de moins de 15 jours
- Hémorragie digestive ou infarctus du myocarde de moins de 21 j
- Péricardite ou traumatisme crânien de moins de 3 mois
- Traitement par AVK ou Héparine
- Dissection aortique
- PAS>185, PAD>110 mm Hg
- Glycémie<3 mmol/l ou >22 mmol/l
- INR>1,7 ; TCA>40, plaquettes<100000
- Scanner cérébral montrant hémorragie, effet de masse ou plus de 3 signes précoces d'ischémie (validation par le neurologue).

Après exclusion des contre-indications : Actilyse* (rtPA). Posologie : 0,9 mg/kg : 10% de la dose en bolus d'1 minute, le reste en perfusion d'une heure, dans du sérum physiologique.

TOUT TRAITEMENT ANTI-THROMBOTIQUE (aspirine, anti-agrégants, HBPM, Héparine) EST FORMELLEMENT CONTRE-INDIQUE PENDANT LES 24 HEURES SUIVANTES

- Surveillance tensionnelle toutes les 15 minutes pendant deux heures, puis toutes les heures pendant 24 heures
- Surveillance du score de Glasgow toutes les heures
- Surveillance du score NIHSS toutes les 4 heures

ANNEXE 9. Fiche thrombolyse

Patient :

Date de naissance :

Début des symptômes : le ...../...../2002 à .....h..... min

Heure de la prise en charge :

Poids : **Température :**
Pouls aux 4 membres :
PA aux 2 bras : **D :** **G :**

Dextro :

Score NIHSS avant TDM : à ....h.......min

Score NIHSS après TDM : à ....h.......min

ECG :

Plaquettes : **TCA :** **INR :**

Heure de début du traitement :

PA lors de l'administration du traitement :

Posologie administrée

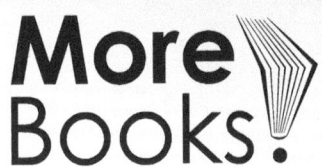
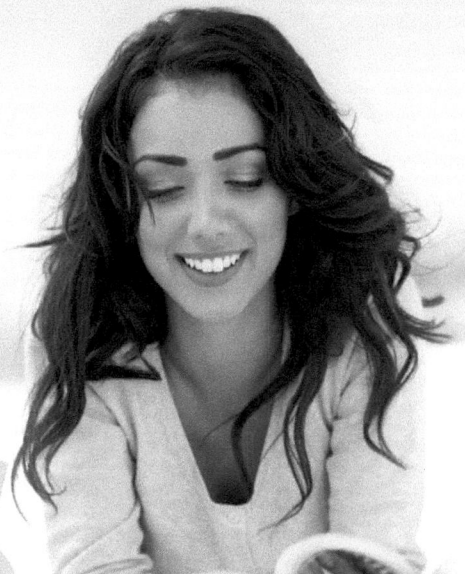

Oui, je veux morebooks!

I want morebooks!

Buy your books fast and straightforward online - at one of the world's fastest growing online book stores! Environmentally sound due to Print-on-Demand technologies.

Buy your books online at
www.get-morebooks.com

Achetez vos livres en ligne, vite et bien, sur l'une des librairies en ligne les plus performantes au monde!
En protégeant nos ressources et notre environnement grâce à l'impression à la demande.

La librairie en ligne pour acheter plus vite
www.morebooks.fr

OmniScriptum Marketing DEU GmbH
Heinrich-Böcking-Str. 6-8
D - 66121 Saarbrücken

Telefax: +49 681 93 81 567-9

info@omniscriptum.de
www.omniscriptum.de

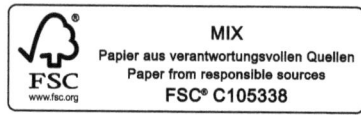

Printed by Books on Demand GmbH, Norderstedt / Germany